AF397080

DE
LA MUCITE
GÉNITO-SEXUELLE,

PAR

G. L. N. DELVINCOURT,

Docteur en médecine de la Faculté de Paris ; membre de plusieurs
Sociétés médicales ; médecin de bureau de bienfaisance, d'une
Société philanthropique, et de plusieurs établissemens ; colla-
borateur d'ouvrages médico-scientifiques, etc., etc.

Quam felix qui morborum cognoscere causas
Prudentique potest antevenire modo !
(AUCT.)

———

Principiis obsta, serò medicina paratur,
Cùm mala per longas invaluère moras.
(OV.)

—

PARIS,

CHEZ L'AUTEUR, rue Charlot, n° 14 ;

AU BUREAU CENTRAL D'IMPRIMERIE ET DE LIBRAIRIE,
rue St-Marc, n° 21 ;

ET CHEZ GERMER-BAILLIÈRE, A LA LIBRAIRIE MÉDICALE,
rue de l'École-de-Médecine, n° 13 bis.

—

1834.

ERRATA.

Page   9, note 2. Les dimensions; *lisez* ses dimensions
—   12, note 1. (De νυμφη, eau jaunâtre; *lisez* (de νυμφη, eau)
          jaunâtre.
—   13, note, ligne 4. A un seul tronc la veine porté); *voyez* à
          un seul tronc (la veine porte)
—   16, ligne 7. Furent mères; *lisez* furent mère,
—   18, note, ligne 14. Des pays chauds l'ont; *lisez* des pays
          chauds, l'ont
—   33, ligne 8. A son comble·; *lisez* à son comble :
—   51, ligne 3. Où le temps de; *lisez* ou dans la durée de
—   67, ligne 1ʳᵉ. Ou plusieurs; *lisez* ou de plusieurs
—   68, note. κπθος; *lisez* παθος
—   69, ligne 1ʳᵉ. Exhalant; *lisez* et exhalant
—   73, note. αεφαλη; *lisez* κεφαλη
—   77, ligne 17. Si; *lisez* s'il
—   97, ligne 14. Les suers; *lisez* les sueurs
—   100, note, ligne 17. Est particulièrement; *lisez* et particuliè-
          rement
—   103, ligne 23. Investigation; ; *voyez* investigation,
—   129, ligne 14. Pâle jaune; *lisez* jaune pâle
—   150, ligne 7. Mères; *lisez* mère,
—   154, vers 2. A ces chagrins; *lisez* à ses chagrins
—   172, ligne 18. Limaille; *lisez* limaille de fer

PRÉFACE.

Marcher sur les traces des amis de la science, prévenir cette intéressante et délicate moitié de l'espèce, contre une maladie souvent aussi pernicieuse que répugnante et incommode, et que l'on néglige généralement trop : tel est le double but où tendent nos efforts.

Cette affection, jusqu'ici vulgairement et improprement désignée sous les noms de fleurs ou flueurs blanches, leucorrhée, etc., etc., et à laquelle nous appliquons la dénomination étymologique et générique de mucite génito-sexuelle, nous parut depuis long-temps un sujet médical assez important pour devoir fixer notre attention ; mais, en abordant cette spécialité, et en nous y livrant d'une manière absolue, nous ne nous dissimulâmes pas les hautes difficultés que nous aurions à surmonter, et il fallut surtout nous raidir contre cette opiniâtreté morbide qui, souvent, déconcerta de très habiles praticiens et sembla démontrer l'impuissance de l'art. Actuellement que nous n'avons qu'à nous féliciter de n'avoir pas reculé devant les obstacles pathologiques qui vinrent assaillir notre élan philanthropique et scientifique, et d'avoir foulé aux pieds les dérisoires préventions d'esprits timorés, nous nous croyons à même de soumettre à l'impartialité des juges l'extrait raisonné de notre expérience.

Considérant la mucite génito-sexuelle sous un point de vue théorique et pratique, nous aurons, dans le cours de cette monographie, occasion d'entrer dans des détails qui, toujours, seront éclairés du flambeau de l'analyse, élaguant toutefois les puérilités scolastiques, et faisant en sorte de ne pas tomber dans ces redites fastidieuses qui écrasent le lecteur de tout le poids de la satiété, et appellent le sommeil en les parcourant.

Nous n'accumulerons pas, à l'instar de tant d'autres écrivains, faisceaux sur faisceaux d'observations, bien que nous en possédions un précieux recueil, qui nous appartient en propre, et que nous eussions pu publier, avec l'espoir de les voir lire avec intérêt; mais nous nous abstenons présentement de les livrer à l'impression, voulant encore en augmenter le nombre.

Nous ne nous renfermerons pas dans le cercle de nos idées, nous tiendrons nécessairement compte, disons-nous, de celles des auteurs tant anciens que modernes, qui ont traité le même sujet, et, si nous invoquons parfois le langage d'autrui, ce ne sera pas à l'imitation de vils plagiaires, qui n'ont d'autre but que de grossir des volumes, mais ce sera seulement afin de signaler et de combattre des erreurs, nous gardant bien d'imiter quelques-uns d'entre eux, qui, sans respect pour les bienséances, blâment à outrance ce qui choque leurs opinions.

Écrivant, et pour le monde médical, et pour la société, on ne trouvera sans doute pas mauvais que nous cherchions à marier l'agréable à l'utile; que nous délaissions accidentellement les sombres couleurs dont sont empreints les livres de médecine et qui portent la noire tristesse dans l'âme de cette classe habituée à se repaître de lectures attrayantes, pour passer à de moins désagréables tableaux.

Autorisé à croire qu'un commentaire des expressions techniques, inévitablement semées çà et là, sera goûté par nombre de lecteurs, nous le placerons en note au bas de chaque page: intimement persuadé d'ailleurs, avec le savant Condillac, qu'un ordre méthodique, la clarté et la précision contribuent essentiellement à la perfection d'un ouvrage, nous observerons ces règles autant que possible, sauf à la censure de rectifier les lacunes, et de nous accorder son indulgence.

De l'origine de la mucite génito-sexuelle, de ses différentes et fausses dénominations, et de la définition de celle dont nous dotons la science, nous arriverons à jeter un coup-d'œil rapide sur l'histoire anatomique et physiologique des organes génitaux, et surtout sur celle des membranes muqueuses, convaincu que l'on ne peut juger du degré de maladie des parties sans avoir une intime connaissance de leur état normal; de là, nous passerons à ses causes, à ses symptômes et à sa marche, à la réfutation des nombreuses espèces admises par certains auteurs, et à ses complications; viendront ensuite le diagnostic, le siége, les moyens d'investigation, le pronostic, les effets, la suppression, la terminaison, la nécropsie, et enfin les divers modes de traitement.

Puissions-nous, en quittant la plume, avoir servi l'humanité, et coopéré à l'extension du domaine de la science! nous trouvons dans cette pensée seule la douce récompense de nos veilles.

DE LA MUCITE

GÉNITO-SEXUELLE.

ORIGINE

ET

DÉNOMINATIONS.

L'origine de la maladie dont il est question se perd dans la nuit des siècles; certains passages de l'Écriture sainte en font mention, et nous apprennent qu'à cet égard, Moïse, ce sage législateur qui naquit l'an 1571 avant Jésus le Christ, recommandait aux Juives les soins d'une hygiène raisonnée, les faisant émaner de l'Eternel : sur ce point, d'ailleurs, s'expriment clairement les médecins et les philosophes de la plus haute antiquité, qui, par goût ou par esprit d'humanité, s'adonnèrent à l'art de guérir.

Mais, sans nous arrêter davantage à exhumer, des époques les plus reculées, l'existence de cette affection, hâtons-nous d'entrer en matière.

Nos devanciers et nos contemporains se crurent autorisés à lui assigner différens noms isolément fondés :

1° Sur le fait d'un écoulement par la vulve (1) — Flux, cours, écoulement de femme; flux, cours, écoulement de matrice :

2° Sur sa couleur — Flux blanc; leucorrhée; flueurs ou fleurs (2) blanches; pertes blanches :

---

(1) Collectif des parties génitales externes de la femme : le mont de Vénus, les grandes lèvres, la fente, le clitoris, les nymphes, le vestibule, l'orifice de l'urèthre et du vagin, l'hymen, les caroncules myrtiformes, la fosse naviculaire et la fourchette.

(2) Par euphonie.

3. Sur sa périodicité — Mois blancs; menstrues blanches; ménorrhagie blanche :

4º Sur sa nature — Arçure; saleté de femme; flux étranger de femme; gonorrhée bâtarde, invétérée; blennorrhagie; blennorrhée :

5º Sur ses prétendus avantages — Surabondance blanche; purgation blanche; distillation excrémentitielle blanche de l'utérus (1) :

6º Sur son analogie avec les autres maladies dites catarrhales — Rhume, coryza, fluxion de matrice; catarrhe utérin; catarrhe vaginal; catarrhe utéro-vaginal.

De toutes ces vicieuses dénominations, celles-ci sont insignifiantes en elles-mêmes, celles-là renferment et suggèrent de fausses idées; les autres, enfin, n'indiquent qu'un sens de précision tronquée.

Les mots : métrite superficielle; vaginite superfi-

____

(1) Synonyme de matrice (mot latin francisé).

1.

cielle et métro-vaginite superficielle, qu'adoptent certains auteurs, bien que péchant encore, bien, disons-nous, que laissant encore à désirer, ne remplissent cependant pas trop mal le vide que mettent à découvert les ci-dessus, et il sera facile de s'en rendre compte, pour peu que l'on veuille se donner la peine de réfléchir.

Pour nous qui appliquons, en thèse générale, comme terme étymologique et générique, celui de mucite aux phlegmasies (1) des membranes muqueuses (2), les distinguant, toutefois, d'une manière spéciale, par le nom de l'organe que chacune d'elles tapisse en particulier, nous consacrons au sujet de notre opuscule les qualifications suivantes : — Mucite génito-sexuelle (intitulé caractérisque général) ; mucite-utérine (qui concerne la muqueuse de la matrice); mucite vaginale (quant à la muqueuse du vagin); mucite utéro-vaginale (eu égard à la continuité de la muqueuse de l'utérus

----

(1) De φλέγω, je brûle. — Syn. d'inflammations.
(2) De μύξα, morve, mucus. Voy. *Membranes muqueuses.*

et du vagin). Nous achèverons de répondre aux exigences de la science en requérant, à temps oppor-tun, l'épithète *aiguë* ou *chronique* : ainsi, mucite utérine aiguë; mucite vaginale aiguë; mucite utéro-vaginale aiguë; mucite utérine chronique; mucite vaginale chronique; mucite utéro-vaginale chro-nique.

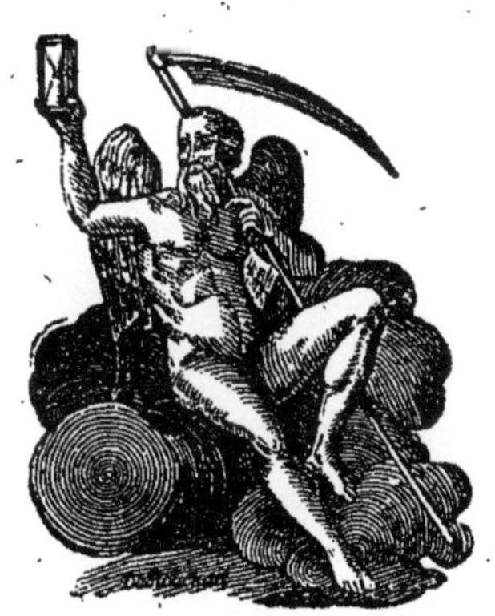

DE LA MATRICE.

Privés des connaissances anatomiques (1) que
refusaient les temps de superstition barbare qui
les virent naître, de grands hommes, Pythagore,
Platon, Empédocle, Hérodique, Hippocrate, Thes-

---

(1) Anatomie, de ἀνά, en particulier, et τέμνειν, couper — disséquer.

sale, Dracon, Polyde, Dexippe etc., considéraient la matrice comme un être logé dans un autre, jouissant d'une vie indépendante, pourvu d'une force locomotrice, en vertu de laquelle il pouvait se déplacer, se porter de droite à gauche, en haut ou en bas, et susceptible d'entrer en fureur. Cette croyance des anciens ne laissait pas que d'être ingénieuse : le plus souvent, obligés de raisonner par analogie, quant à la structure organique interne, il ne pouvait en résulter que des erreurs......... Erreurs bien excusables sans doute ! Ici, basés sur les conséquences du rôle important que joue l'utérus dans l'économie, à partir de l'époque de la puberté jusqu'au retour d'âge, ils furent amenés à lui supposer une vitalité toute spéciale.

Destiné à contenir le fœtus (1) et ses annexes, à

---

(1). Mot latin francisé, désignant l'enfant non encore né, dès qu'il excède le troisième mois de la conception, avant quoi on l'appelle embryon (ἔμϐρυον). Le chorion, l'épichorion et l'amnios sont les membranes qui lui servent d'enveloppes ; la dernière exhale un fluide nommé eau de l'amnios, dans lequel il nage. Le placenta est cet organe qui établit un point de communication entre lui dater de la conception jusqu'au terme de l'accouchement, ce viscère (1) creux (2), symétrique, à figure de conoïde tronqué, aplati d'avant en arrière; plongé au milieu du bassin (3), sous les

---

et la mère : il est vasculaire, celluleux, mou, pesant, aplati, plus ou moins épais et circulaire, ayant six à huit pouces de diamètre dans le neuvième mois de la gestation. Les membranes désignées et le cordon ombilical s'y insèrent : celui-ci a pour fonction de porter le sang de la mère à l'enfant.

(1) σπλάγχνον.—Nom appliqué aux organes d'une texture plus ou moins compliquée, renfermés dans les trois grandes cavités (le crâne, la poitrine et le ventre), et concourant essentiellement à l'entretien de la vie.

(2) Les dimensions ordinaires, chez l'adulte vierge, sont d'environ deux pouces et demi de longueur sur un d'épaisseur; d'un pouce et demi à deux pouces de largeur vers son fond, et à peu près de dix lignes dans son col; sa cavité, qui à peine soutiendrait la présence d'une grosse fève de marais, occupe le corps et le col, et se termine en bas à la fente du museau de tanche : celle qui répond au corps est triangulaire et aplatie, et celle du col est un peu dilatée avant de s'ouvrir dans le vagin.

(3) Pelvis, πύελος. — Excavation osseuse terminant la partie inférieure du tronc; supportant la colonne vertébrale et supportée par les fémurs (os des cuisses); composée de quatre os larges : postérieurement et sur la ligne médiane du sacrum et du coccyx; en devant et

circonvolutions de l'intestin (1) grêle et au-dessus du vagin (2) ; à convexité contiguë, antérieurement, à la vessie et, postérieurement, au rectum, se partage en corps, en col et cavité ; se compose d'un parenchyme (3) grisâtre, dense, serré, manifestement fibreux et contractile, avoué musculaire par les uns et nié par les autres ; d'une tunique séreuse péritonéale (4) et d'une membrane muqueuse.

---

sur les côtés, des os iliaques, qui, par leur jonction antérieure, forment le pubis : elle encage une portion des intestins, les organes urinaires et génitaux, etc.

(1) ἔντερον. — Long conduit musculo-membraneux replié sur lui-même et situé dans l'abdomen, constituant la partie inférieure du tube alimentaire et étendu de l'estomac à l'anus : sa longueur, chez l'homme, est estimée à sept à huit fois celle du corps. On l'a divisé en intestin grêle et en gros intestin, eu égard à son calibre ; le premier forme les quatre cinquièmes de la totalité, et constitue trois parties désignées : duodénum, jéjunum, iléon ; le second, trois autres, qui sont le cœcum, le colon, le rectum

(2) Voy. l'article qui le concerne.

(3) *Parenchyma.* — Substance pulpeuse et molle du corps des fruits, et tissu propre du corps des animaux.

(4) Qui dépend du péritoine. — De περὶ, autour, et de τείνω, je suis tendu. Le péritoine est une membrane séreuse, mince, translucide, perspirable, formant un

Des sujets en offrent deux (fort heureusement
par extrême rareté de fait) ou médiatement unis
dans toute leur longueur, par une cloison longitudinale, où obliquement séparés de haut en bas. Ils
viennent alors s'aboucher, tantôt au niveau du
museau de tanche (1), ne jouissant que d'un vagin
commun; tantôt ayant un vagin particulier, l'un à
l'autre accolés et se prolongeant ainsi au dehors,
ou se convertissant, dans l'un des points de leur
étendue, en un seul canal, résultat intrinsèque,
soit d'une interruption accidentelle, soit d'un état
de nature.

Très-petite à la naissance et dans les premiers
mois de la vie, la matrice se développe presque tout-à-coup à l'époque de la puberté, et
continue à croître jusqu'à l'âge adulte, diminue

---

sac sans ouverture ; revêtant, d'une part, les parois de
la cavité abdominale et se prolongeant, de l'autre, sur
la plupart des organes y contenus : comme toutes les
membranes de cette nature, il exsude un liquide appelé
liquide séreux.

(1) *Os tincæ.* — **Nom donné à l'orifice de la matrice,**
vu la ressemblance qu'on lui trouve avec la bouche de
la tanche (poisson).

un peu après la cessation des règles, mais ne revient jamais à son état primordial lorsqu'elle a
contenu un enfant; elle recèle un grand nombre
de vaisseaux lymphatiques (1) et veineux; ses artères (2) viennent des spermatiques et hypogastri-

---

(1) Ordre de vaisseaux présidant à l'absorption et cha-
riant de la lymphe, sorte de liquide transparent (de
νυμφή), eau jaunâtre, odeur de sperme, un peu alca-
lin, saveur salée ; se coagulant étant abandonné à lui-
même et se troublant par l'alcool ; son caillot, en contact avec l'oxygène, passe au rouge écarlate, et devient
pourpre, uni au gaz acide carbonique : on y trouve de
l'eau, de la fibrine, de l'albumine, du sel ordinaire, du
sous-carbonate de soude, des phosphates de chaux, de
magnésie et du carbonate de chaux.

(2) ἀρτηρία. — De ἀήρ, air, et de τηρεῖν, conserver, les
anciens ayant cru que les artères contenaient de l'air.
— Les artères sont des vaisseaux destinés à porter le
sang dans toutes les parties du corps; elles ont deux
troncs principaux : l'un part du ventricule droit (du
cœur), envoie ses ramifications dans les poumons, et
charie du sang noir (l'artère pulmonaire); l'autre (l'artère aorte) part du ventricule gauche, distribue ses
divisions dans le reste de l'économie et charie le sang
rouge. Les dernières ramifications artérielles sont indé-
finies, et c'est d'elles que paraissent provenir les veines,
dont les radicules très déliées formant enfin des troncs
bien distincts, reportent le sang au cœur, par le ministère des veines caves : ce système commence dans tous

ques ; ses nerfs des plexus sciatiques, hypogastriques et du trisplanchnique.

---

les organes de l'économie. Un autre ordre également veineux débouche uniquement de la cavité abdominale (du ventre) : naissant de la même source que le précédent, il va aboutir à un seul tronc la veine porte) qui se subdivise dans l'épaisseur du foie, et s'y perd. On distingue donc deux espèces de sang, qui sont le sang rouge vermeil et le sang rouge brun : les veines renferment celui-ci et les artères celui-là.

DU VAGIN (1).

C'est un canal membraneux, cylindroïde, légèrement comprimé de devant en arrière, étendu et recourbé de bas en haut, de la vulve à la matrice, et placé au centre du détroit inférieur du

---

(1) *Vagina uteri.* — De *vagina*, gaîne, fourreau.

bassin, entre la vessie et le rectum; sa longueur est de cinq, six à sept pouces, sur un de large; son diamètre, très extensible, se prête aux dilatations que nécessite l'accouchement, mais se ressent toujours, malgré ses rétractions, de l'ampleur qu'il y a acquise; aussi, est-il plus large et moins long chez les femmes qui déjà furent mères, que chez les filles encore vierges.

Il est composé: 1° d'un tissu épais, rougeâtre, cellulo-fibreux, lâche et d'apparence charnue; 2° d'une membrane muqueuse; 3° d'un épiderme (1) exfoliable, d'autant plus dur que l'on tire sur la vulve.

L'issue de ce conduit est rétrécie par l'hymen (2)

---

(1) De ἐπί, sur, et de δέρμα, peau. — Membrane plus ou moins dense, serrée, ferme, demi tranparente, peu altérable à l'air, hygrométrique, recouvrant la surface externe de la peau; elle ne possède ni nerfs, ni vaisseaux sanguins; donne passage aux bouches des vaisseaux exhalans et absorbans et aux poils, dont le bulbe se trouve enchâssé dans l'épaisseur du derme.

(2) De ὑμήν, chant nuptial, mariage, membrane, pellicule. — Repli formé par la membrane muqueuse de

et les caroncules myrtiformes ; elle est embrassée d'une espèce de tissu caverneux érectile, large d'un pouce, épais de deux à trois lignes, et qui, lui-même, est entièrement recouvert d'un muscle constricteur, descendant de chaque côté de la partie inférieure du clitoris (1), cheminant latérale-

---

la vulve, lorsqu'elle pénètre dans le vagin ; de forme ovalaire ou circulaire, ou semi-lunaire, ou parabolique ; il est extrêmement rare qu'il soit rapproché au point d'oblitérér le canal : dans un tel cas on est obligé d'en venir à l'opération appelée par nous temnhyménie (de $\tau\acute{\epsilon}\mu\nu\omega$, je coupe, et $\acute{\upsilon}\mu\acute{\eta}\nu$, hymen), afin de faciliter l'écoulement des règles, etc. Quelquefois l'hymen n'existe pas ou est très dilaté, ce qui peut donner matière à soupçon ; sa rupture est remplacée par quatre, cinq ou six tubercules rougeâtres constituant ses débris et nommés caroncules myrtiformes : si, soit dit en passant, si dans les premiers combats amoureux, la pudeur féminine s'effarouchait moins, si la femme opposait moins de résistance, ou plutôt si elle se prêtait aux embrassemens de l'homme ; si, moins fougueux, celui-ci savait agir avec modération et prendre certaines précautions, sa timide compagne souffrirait peu de ses approches, elle perdrait moins de sang et souvent pas du tout.

(1) $\varkappa\lambda\epsilon\iota\tau\omicron\rho\acute{\iota}\varsigma$, de $\varkappa\lambda\epsilon\iota\tau\omicron\rho\iota\zeta\epsilon\tilde{\iota}\nu$, titiller. — Petit organe allongé, plus ou moins saillant, ordinairement caché par les grandes lèvres, et occupant la partie moyenne de la vulve ; son extrémité libre représente une espèce de

ment pour se confondre avec les transverses du périnée (1) et l'extrémité antérieure du sphincter (2) externe de l'anus.

---

gland arrondi et imperforé, entouré d'un repli de la membrane muqueuse qui en constitue le prépuce. Formé d'un véritable corps caverneux de même structure que celui de l'homme, mais dont le tissu intérieur est plus dense, il est fixé par deux racines aux branches des Ischions, et reçoit une très-grande quantité de nerfs et de vaisseaux : il est susceptible d'érection èt de volupté inexprimable à la suite d'attouchemens connus (la masturbation). Sa longueur et sa grosseur sont quelquefois telles, chez certaines femmes, qu'on serait tenté de les regarder comme hermaphrodites. On ne peut guère préciser l'état constant de ses dimensions, tant elles varient : en général, les viragines, les génitomanes, l'habitante des pays chauds l'ont plus développé que celles de grêle structure, de tempérament calme, que celles vivant sous les zônes glaciales : de quelque volume qu'il soit, il ressemble beaucoup à la verge.

(1) περίνεον. — De περί, autour, et de ναίειν, habiter : espace situé entre l'anus, la base des parties génitales et les tubérosités sciatiques ; il est moins étendu chez la femme que chez l'homme : il est coupé longitudinalement par une ligne médiane (le raphé) et a la forme d'un triangle.

(2) σφιγκτήρ, de σφίγγω, je serre. — Muscle annulaire servant à resserrer ou à fermer des ouvertures naturelles.

Sa surface interne est rugueuse, blanchâtre, percée d'un grand nombre de trous, orifices des sinus muqueux sécréteurs de la mucosité abondante qui la lubréfie; elle ressemble assez à celle de l'estomac, de la vessie, des intestins vides et contractés. Ses rides sont moins nombreuses, moins saillantes près du col de la matrice, et y suivent toutes sortes de directions; mais plus on avance au dehors, et plus on les trouve accumulées, affectant une marche transversale et s'effaçant visiblement sur les parois latérales; elles sont destinées à favoriser l'ampliation et à multiplier les plaisirs par leur frottement sur le membre viril: les femmes qui firent beaucoup d'enfans, n'en conservent que les traces; quelquefois, de vieilles les recouvrent : d'autres n'en eurent jamais, et offrent un vagin lisse et poli.

S'y observent deux lignes longitudinales, coupant à angle droit les lignes transversales: ce sont les colonnes d'Haller. L'antérieure, plus marquée, répond au canal de l'urèthre (1) se divisant, tantôt

______

(1) οὐρήθρα, de οὖρον, urine. — Canal excréteur de l'urine dans les deux sexes, et, en plus, du sperme chez l'individu mâle.

2.

en deux branches qui viennent se bifurquer et se perdre dans l'hymen, tantôt venant se terminer au dessous du méat urinaire, en un renflement tuberculeux, souvent tellement proéminent qu'il ferait croire à une excroissance vénérienne; la postérieure est moins apparente, et court au rectum, se prolongeant encore à l'hymen, quelquefois, aussi, formant tubercule.

Sa surface externe est en rapport avec le péritoine, la vessie, l'urèthre, les ligamens larges, le rectum et une masse de tissu cellulaire.

Il paraîtrait que le vagin serait contractile en toute sa filière, et l'acte du coït semblerait le prouver : que l'homme, en effet, suspende ses transports, une fois le pénis (1) introduit dans cette partie;

---

(1) Syn. de verge, de membre viril. — Organe appelé à porter le sperme dans les génitoires de la femme; cylindroïde, allongé, érectile, il est situé au dessous et au devant de la symphyse des pubis. Dans l'état ordinaire, la verge est molle et pendante au devant des bourses; elle s'allonge, se redresse, et prend une forme triangulaire durant l'érection; sa face supérieure se nomme dos de la verge; l'inférieure présente une saillie longitudinale des-

qu'il suspende ses transports, disons-nous, soit au début de la jouissance, soit au milieu de l'ardeur délirante, soit à la fin du désordre de la femme, il sera à même d'apprécier l'état de spasme, de resserrement et de dilatation du tube énoncé.

Le tissu vaginal est abreuvé par un très grand nombre de vaisseaux : ses artères émanent de l'hypogastrique ; ses nerfs, des plexus sciatiques.

---

sinée par le canal de l'urèthre et la continuation du raphé périnéal ; fixée aux branches du pubis, la verge est constituée par la peau, le corps caverneux, l'urèthre, le gland, des vaisseaux et des nerfs.

GÉNÉRALITÉS

DES

MEMBRANES MUQUEUSES.

Soit qu'ils en aient méconnu les fonctions et la structure séparée, soit qu'ils y aient attaché peu d'importance, ou que le scalpel ait rencontré de hautes difficultés d'analyse, les anatomistes n'avaient que confusément parlé des membranes faisant l'histoire des organes qu'elles revêtent, quand l'auteur de la *Nosographie* (1) *philosophique* provoqua l'éveil dont si habilement profita l'immortel Bichat, qui, dans son Traité, les divise en simples et en composées : les premières, qualifiées muqueuses, séreuses, fibreuses; les secondes, séro-fibreuses, séro-muqueuses, fibro-muqueuses.

Les muqueuses, de la classe desquelles dépend la membrane qui principalement revendique notre attention, reçoivent leur nom du fluide muqueux, filandreux, inodore, insipide, diaphane et floconneux qu'elles élaborent, et sont aux cavités ouvertes au dehors ce qu'est la peau à l'animal et l'écorce au végétal : elles constituent donc un tégument identique interne à toute la filière alimentaire, aux organes respiratoires, génitaux et urinaires, olfactifs (2), visuels et auditifs, aux canaux y aboutissant, puis, çà et là se dispersent en nombre d'appendices.

------

(1) De νοσος, maladie, et de γράφω, je décris. — Description des maladies.

(2) D'*olfactus*, odorat. — Qui concerne l'organe de l'odorat, c'est-à-dire l'intérieur des narines.

Le chorion, couche adhérente, fibreuse, serrée et nacrée, dépourvue de graisse et impropre à l'hy-dropisie, leur établit un plancher solide, que doublent en certains endroits, des faisceaux charnus, élastiques et ligamenteux; s'élèvent, de son épaisseur, ces glandes d'où pleut continuellement le mucus lubréfiant, ces filets nerveux, ces ramuscules vasculaires qui se promènent à l'infini dans les feuillets superposés: raison de leurs sympathies (1) universelles et de leur irritabilité spéciale; raison de leurs maladies variées.

La surface libre présente des valvules, des plis et des rides, des dépressions, des enfoncemens infondibuliformes cellulaires ou alvéolaires, des cryp-

---

(1) De σύν, avec, et de πάθος, affection.—Rapports entre les actions de deux ou de plusiéurs organes, plus ou moins éloignés l'un de l'autre; exemple: les vers intestinaux font éprouver du prurit (chatouillement) dans le nez; la membrane nasale irritée, le diaphragme se contracte et produit l'éternuement; un gravier dans les reins, un calcul dans la vessie, déterminent un chatouillement incommode au bout de la verge et sur la couronne du gland; l'irritation de la luette, de la base de la langue et du gosier provoque le vomissement et la toux, etc., etc.

tes, des saillies papillaires et villeuses; de celles-ci, les plus volumineuses sont les papilles : de leur nature est la pulpe des dents. Elles ceignent le gland du pénis et du clitoris; jouissent de la faculté érectile, et sont recouvertes d'un très mince épiderme, qui n'émousse en rien leur aptitude sensitive.

Afin de mieux distinguer les villosités, petits prolongemens foliacés, lamineux, lisses, semi-diaphanes, si multiples qu'ils offrent l'image d'un gazon touffu et dont la substance gélatiniforme laisse apercevoir des globules microscopiques, linéairement ajustés, Béclard qui siégea avec tant d'honneur à la chaire professorale, qui, par une mort prématurée, emporta dans la tombe les regrets mérités de la célèbre école de Paris, Béclard, aux leçons duquel nous puisâmes nos principes élémentaires, prenait, entre autres procédés, une portion de l'intestin non altérée de putréfaction, l'ouvrait avec soin, l'humectait de gouttelettes d'eau et l'examinait à l'aide d'une lentille qui en augmentait quarante fois le diamètre.

La couleur des membranes muqueuses varie du blanc au rouge, admettant des nuances intermédiaires et se ternit au contact prolongé de l'air; mollasses, fongueuses dans la majeure partie de l'étendue, leur consistance est d'une médiocre ténacité : leurs nerfs partent des tri-splanchnique, pneumogastrique, et de ceux de la moelle de l'épine.

La composition chimique du mucus animal varie beaucoup: le mucus liquide, exposé à l'air, se dessèche; il ne se coagule pas et ne passe pas à l'état de gelée lorsqu'il est chauffé. Le mucus solide est demi-transparent, à l'instar de la gomme; il est fragile et insoluble dans l'eau, l'alcool et l'éther : il se ramollit seulement et se gonfle dans le premier de ces fluides. Il se décompose et donne une très grande quantité de sous-carbonate d'ammoniaque, quand on l'expose à la chaleur dans des vaisseaux clos; placé sur les charbons ardens il y fond et s'y boursoufle en répandant l'odeur de la corne soumise au feu.

Le mucus nasal est celui qui se rapproche le

plus de la matière sécrétée dans l'état normal (1) par la muqueuse utéro-vaginale ; tel est le résultat des recherches de M. Berzélius : 933,9 d'eau ; 53,3 de partie muqueuse ; 5,6 d'hydroclorates de potasse et de soude, 3 de lactate de soude uni à une substance animale ; 0,9 de soude ; 3,5 de phosphate de soude, d'albumine et d'une substance animale insoluble dans l'alcool et soluble dans l'eau : celui expérimenté dans le coryza (2), par MM. Vauquelin et Fourcroy, contenait de l'eau, de l'hydrochlorate de soude, de la soude libre, du mucus et quelques traces de phosphate de chaux et de soude. Quant à la sécrétion morbide de la muqueuse génitale, elle nous occupe en ce moment, et ce ne sera qu'après nombre d'expériences que nous aurons à nous prononcer.

---

(1) État de régularité vitale, — état sain.
(2) κόρυζα — synonyme de rhume de cerveau.

DE LA MUCITE

GÉNITO-SEXUELLE.

CAUSES.

CAUSES.

Près de deux cents ans s'écoulèrent, depuis que Charleton frappa, du sceau de la réprobation, les explications subtiles de ses prédécesseurs et celles de ses contemporains, sur les causes de la mucite génito-sexuelle ; ce qui n'empêcha pas que, non loin de nous, des auteurs les ressuscitassent, en secouant la poussière qui ensevelissait ces vieilles et absurdes théories, dont la mémoire semblait pour jamais éteinte, et qui n'eût jamais dû se relever de ses cendres. *Millies dictum, scriptumque fuit, sed nunquam satis probatum existere in corpore pituitosos, biliosos et melancolicos humores excrementitios, à sanguine distinctos, suisque locis separatos, qui ex aliis in alias partes depluentes, mille morbis ortum dare supponuntur!*

Astruc, Sylvius de Leboë, Zimmermann, nous donnent une idée de leurs ridicules hypothèses : le premier se forge un système à l'aide duquel il explique mécaniquement la cause de cette maladie, et fait graver des planches où voyage de droite à gauche la matière mucoso-purulente génitale : celle-ci semble respectée par les autres fluides de l'économie, qui ont garde de s'unir à elle et d'entraver ses capricieuses promenades ; le second l'attribue à un ferment acide qui aurait la propriété de métamorphoser le sang de la matrice en humeur mucique qu'il appelle pituiteuse. *Principium fluoris, ab ipso sanguine ad uterum delato, et in ejus cavernulis à fermento acido corrupto, tandem mutato in humorem album ac pituitæ similem, semper deducendum esse ;* le troisième prétend l'avoir trouvée au fond de ses creusets, dans un certain sel qu'il accuse de la plus maligne influence sur la santé des femmes. Bien d'autres opinions, sur ce point, portent plus ou moins la dérision à son comble : nous croyons pouvoir nous abstenir de les rapporter.

INFLUENCE

DES TROIS SITUATIONS CARACTÉRISTIQUES DE LA VIE SEXUELLE ; ESQUISSE DU DÉVELOPPEMENT PHYSIQUE ET MORAL DE L'A-DOLESCENTE ; GESTATION ; RETOUR D'AGE.

Morbi, absque causarum cognitione, nec præcaveri, nec feliciter curari possunt.

S'il est nombre de maladies qui dépendent de causes purement accidentelles, frappant à l'improviste et le fort et le faible, et le disgracié et le privilégié de la nature, que d'autres sont subordonnées à telles ou telles modifica-

tions organiques; à telles ou telles diathèses (1);
à tels ou tels âges; à tels ou tels phénomènes
spéciaux des fonctions de relation! Celle qui
nous occupe puise ses élémens dans toutes ces
classes; l'enfance et la décrépitude y sont soumises, mais c'est particulièrement sous l'influence des trois situations caractéristiques de
la vie sexuelle qu'elle naît et se développe : ce
que nous sommes appelé à démontrer d'une
manière explicite.

Qu'il nous soit donc permis de jeter un
coup d'œil rapide sur le système physique et
moral de l'adolescente; sur la gestation et l'é-
poque critique, pour en extraire les données
physiologiques (2) nécessaires à l'appui de notre
assertion.

Encore au berceau de la vie, les deux sexes
considérés en masse et réunissant uniformément toutes les conditions de l'état sain, ne

____

(1) διάθεσις — Disposition particulière qu'a l'économie
à contracter fréquemment une espèce déterminée de maladie, ou à la conserver sans interruption.

(2) De φύσις, nature, et de λόγος, discours — La phy-
siologie est la science qui traite des fonctions des organes.

paraissent pas différer l'un de l'autre : même délicatesse d'organes, même air, même allure; même son de voix semblent les identifier; assujétis aux mêmes fonctions et aux mêmes besoins, unis dans les mêmes jeux, ils n'excitent réellement dans l'âme du spectateur nul sentiment qui les distingue; mais, bientôt, pour peu que se fixent ses regards, pour peu, disons-nous, que l'œil et l'esprit cherchent à les connaître et veuillent établir entre eux une ligne de démarcation, il tire des détails de leurs généralités, des caractères assez tranchés pour les singulariser : alors cesse de lui échapper le prélude de leur destinée.

La petite fille, près de sa mère, entière à sa poupée, à son petit ménage, présente des goûts sédentaires, préfère de légères occupations et tracasse çà et là dans les appartemens; paisible et timide, le moindre fracas, le moindre danger, lui inspirent une frayeur mortelle qui lui fait invoquer son appui tutélaire; sensible à ce qui touche sa vanité naissante, elle s'adonne à sa parure, qui déjà tend à la coquetterie; toute mignonne, elle se mire avec prétention et trouve des agrémens dans sa personne: est-elle belle, qu'elle le sait, qu'elle veut qu'on le lui dise, qu'on le lui répète, qu'on la flatte, qu'on l'embrasse! Déjà, parfois, percent certains trépignemens de jalousie à l'aspect des caresses faites à autrui.

Le petit garçon, au contraire, aime les distractions nouvelles et bruyantes : peu lui importe que son costume soit bien ou mal, laid ou beau ! Il tourmente ses maîtres et harcèle les petites filles; il court et gambade de droite et de gauche; s'essaye à soulever de pesans fardeaux; escalade les murs, gravit les montagnes, grimpe aux arbres et maraude dans la campagne : souvent, un bâton, un chien, lui servent de cheval. Animé d'une ardeur martiale, il s'arme, bat de la caisse et forme avec ses camarades des compagnies de soldats; il affronte les périls; s'élance hardiment sur la glace, au sein des eaux pour y apprendre à nager; il paie d'audace et d'intrépidité en combattant à la lutte, à coups de pierres, de gazons, de boules de neige : c'est ainsi qu'il présage ce qu'il sera un jour.

Abandonnons-le à sa turbulence innée, à sa bouillante ardeur, à l'impulsion de ses sens, de son éducation mâle, et suivons, pour ne plus le quitter, ce brillant et trop rapide météore, envoyé sur la terre pour aplanir les difficultueux sentiers de la vie de l'homme ; pour vivre, souffrir, jouir et mourir avec lui.

> ....Le ciel fit les femmes
> Pour corriger le levain de nos âmes,
> Pour adoucir nos chagrins, nos humeurs,
> Pour nous calmer, pour nous rendre meilleurs.
>
> (VOLTAIRE.)

Disons encore avec Legouvé :

> Les femmes, dût s'en plaindre une maligne envie,
> Sont ces fleurs, ornemens du désert de la vie.
> Reviens de ton erreur, toi qui veux les flétrir;
> Sache les respecter autant que les chérir;
> Et, si la voix du sang n'est point une chimère,
> Tombe aux pieds de ce sexe à qui tu dois ta mère.

Maintenant que nous l'avons sortie de l'enfance, que nous l'avons graduellement amenée sur le seuil de la porte qui ouvre aux révolutions dont elle doit subir les chances, voyons la jeune fille aux prises avec sa première époque caractéristique.

Naguère, enseveli dans le néant, le système palyngénésique (1) ne donnait aucun signe d'existence, actuellement il semble se dégager des bras d'un sommeil léthargique pour se disposer au grand œuvre; actuellement, la matrice s'arrache à sa neutralité complète, se métamorphose, ainsi que les ovaires, en un foyer de turgescence vitale, de congestion évidente, et par ses réactions sympathiques imprime une secousse notable au reste de l'organisme, l'avertit, en quelque sorte, du rang suprême qu'elle doit tenir dans l'économie, et l'apprête, pour ainsi dire, à supporter l'arrêt que dicteront ses lois.

Le pubis (2) alors s'élève et s'arrondit; sur son sommet commence à poindre ce poil follet qui, plus tard, au fur et à mesure croissant, s'épaissit, l'ombrage, gagne, par une pente bilatérale, agréablement ondulée, le sinueux des aînes et va ramper au long des grandes lèvres; celles-ci, le clitoris et les nymphes (3) rougissent, se tuméfient mo-

____

(1) De παλὶν, de rechef, et de γενεσὶς, naissance — synonyme de régénérateur.

(2) De *pubere*, commencer à se couvrir de poils — syn. de mont de Vénus chez la femme, et de pénil chez l'homme.

(3) νύμφη, petites lèvres — composées d'un repli de

mentanément, se prononcent et deviennent le
siège d'une chaleur ardente, de cuisson et d'un
prurit impérieux qui gagnent le vagin, dont
la sécrétion albumineuse augmente de beaucoup ;
fréquemment la phlogose (1) s'empare de ce
dernier, et débute la mucite aiguë. Insensi-
blement, comme cet organe, l'hymen se dilate ;
il s'ovalise et se décore du liseré virginal ;
bientôt les aisselles se garnissent de poils : du
milieu de ces phénomènes jaillit le flux men-
suel. A tel consensus se lient quelques coliques
sourdes et vagues ; un sentiment de chaleur,
de tension , de pesanteur hypogastrique (2) ;
l'accélération et la plénitude du pouls, des las-

---

la membrane muqueuse, de tissu cellulaire érectile et de
glandes sébacées ; elles entrent en érection dans l'appé-
tence vénérienne et le coït, facilitent l'allongement et la
dilatation du vagin dans les douleurs de l'enfantement,
mais ne dirigent pas, comme on l'a cru, le cours des
urines : cette hypothèse avait donné motif à leur
nom, par allusion avec les nymphes de la fable, qui prési-
daient au cours des fontaines et des fleuves.

(1) φλόγωσις — synonyme d'inflammation.

(2) De ὑπὸ, sous, et γαστήρ, ventre -- région du bas-
ventre (hypogastre).

situdes dans les membres, une espèce de malaise général, qui sont de courte durée.

Progressivement aussi, l'étincelle rénovatrice réfléchit délicieusement au loin sa bienfaisante influence ; elle parcourt l'ensemble des viscères, les électrise ; pénètre la profondeur des os, en solidifie la charpente ; anime la circulation ; colore les joues d'un teint vermeil et pur ; donne cette énergie sans raideur à la fibre musculaire ; aux yeux l'éclat et l'expression ; le timbre ravissant aux cordes vocales ; au lacis nerveux l'exquise sensibilité : s'épanouissant, enfin, à la périphérie du corps, le réseau cellulaire souscutané efface les inégalités, prodigue aux membres leurs contours gracieux, et dessine au centre de la gorge naissante l'admirable relief, l'aréole du mamelon.

Ainsi parée des attraits physiques, puissans aiguillons de notre convoitise, superbe apanage de son triomphe ; ainsi comblée des largesses d'une bienveillante nature, prodromes de la santé, l'adolescente est l'arbrisseau dont les jets promettent le bonheur : heureux, sans doute, ce chef-d'œuvre de l'Éternel, si la puberté ne s'escortait jamais que d'une telle pompe! Mais, allégorique boîte de Pandore, le destin, hélas, ne lui légua-t-il pas la fâcheuse prérogative d'enfanter une foule de maladies, d'incommodités et de peines!!!

Outre l'irritabilité que contracte l'appareil génital; outre ces attributs matériels réservés à son type originel, de son côté la sphère rétrécie de ses facultés intellectuelles se déploie. La jeune vierge passe des auspices de l'innocence, de la plus simple naïveté, de ses jeux ingénus à des idées réfléchies; tout-à-coup, élancée à travers les tourbillons du monde, éblouie de mille objets divers, son imagination cherche à se rendre compte des sensations qui l'agitent; alors, seulement alors, son esprit est sérieusement préoccupé : déjà, sur son front, parfois, l'aimable pudeur répand l'incarnat!

Intéressante élève des amours, un cercle d'adorateurs l'environne, se presse sur ses pas incertains et chancelans : que d'écueils à sa vertu!!! Assiégée, sans cesse, de complimens flatteurs, de prévenances badines, cette rose à peine éclose devine le prix de ses charmes, éprouve une secrète joie; ses manières, ses gestes, ses attitudes, alors, s'étudient malignement à plaire et à tyranniser : soudain, son regard séduit et commande!

Singulier contraste de félicités et de tribulations, bientôt en son âme se glisse un feu dévorant qui va la soumettre à son tour :

> ....Amour, douce folie,
> Episode trop court du roman de la vie!

Peu à peu se dissipent et le sauvage transport et l'enfantine sévérité, et l'hilarite égoïsme, semblables à lá rosée du matin qu'absorbent les premiers rayons du soleil; la gaze indiscrète cachant à demi l'albâtre de son sein, s'enfle au gré de l'émoi et révèle les mystères de son cœur; pensive et mélancolique, elle est, et ceux qui l'abordent, le jouet de ses caprices; aux bals, aux spectacles, aux réunions qn'elle recherchait, elle préfère la solitude, de paisibles bocages, le silence des forêts : tendre fleur que nourrit à peine l'aride tertre et qu'une goutte d'eau rendrait à la vie! C'est

> Ce même individu, pour mon repos, hélas!
> Autant qu'il le devait, il ne se cacha pas;

Et pour quelques momens qu'il s'offrit à ma vue,
Je le vis, j'en rougis, mon âme en fut émue!

Ces soupirs entrecoupés, ces soubresauts, ces larmes involontaires; ce changement alternatif de couleur, ce souris sardonique, l'oubli même des repas; le cauchemar et l'incube, quand le pavot clôt sa paupière, sont le flagrant indice du conflit qu'elle endure :

Ce n'est plus une ardeur dans ses veines cachée,
C'est Vénus tout entière à sa proie attachée.

Si, chez la plupart des nubiles impressionnables, cette affligeante situation est le summum de l'effervescence, certain respect des mœurs les enchaînant sur le bord de l'abîme entr'ouvert, que d'autres embrasées de la flamme amoureuse et douées d'un volcanique cerveau, bannissent, comme futile, le scrupule des convenances, bravent l'écho public et les remontrances d'un père, trompent la vigilance d'un argus et les verroux d'un geôlier !

Si la fièvre d'amour avait, quand il nous berce,
Ses jours intermittens comme la fièvre tierce,
On serait, ces jours-là, honteux jusqu'à l'excès
Des sottises qu'on fait quand on est dans l'accès.

Dérouler entièrement le tableau de leurs lascifs écarts, une fois consumées d'amour lubrique, une fois poursuivies du démon de la chair, ne serait pas encourir le blâme d'avoir enfreint la tâche que nous nous imposâmes et d'avoir divagué à notre sujet, puisque nous aurions occasion d'y signaler de nombreuses causes, non seulement prédisposantes, mais encore éminemment déterminantes de mucite génitale : le motif qui suspend notre plume est la répugnance qu'elle éprouve à les accompagner dans de trop honteux débordemens.

Souhaitons plutôt que cette chaste fille, belle de timidité, dont l'inquiète démarche compte les gradins de l'autel où l'attendent d'indissolubles nœuds, abdique sans futur repentir, les tourmens et la modeste liberté de ses dix-huit printemps, pour ceindre le diadème conjugal ! car, admettant qu'elle échappe aux fers, à l'esclavage d'un despote, que lui vaudra la nuptiale couche....!

Telle qu'enivre le flatteur espoir d'engendrer un homme, admire les progrès de sa grossesse, bénit d'avance les prémices de sa fécondité, n'est pas, pour cela, délivrée des revers de l'enfantement !

. . . . Avec notre existence,
De la femme, pour nous, le dévoûment commence.
C'est elle qui, neuf mois, dans ses flancs douloureux,
Porte un fruit de l'hymen trop souvent malheureux;
Et, sur un lit cruel, long-temps évanouie,
Mourante, le dépose aux portes de la vie.

(LEGOUVÉ.)

En effet, malgré la merveilleuse prévoyance de l'immense génie, qui voulut qu'à partir du moment de la gestation, les esprits coalisés et les colonnes sanguines chariassent à l'utérus ses moyens de distension graduelle, calquée sur la croissance de l'être confié à ses soins et à celui-ci, les rudimens de la vie, par le ministère du placenta et du cordon ombilical; qui voulut que le fœtus flottât constamment au sein d'un liquide onctueux, protecteur de sa délicate machine et cerné d'une triple poche *ad hoc*; malgré, disons-nous, ce sublime mécanisme de la main du créateur, kyrielle d'événemens funestes ne viennent-ils pas à l'appui de notre thèse !

Arrive enfin l'époque redoutable, au seul nom de laquelle la femme tremble, frémit et recule d'effroi et que souvent elle n'aborde qu'après avoir payé cher sa dette à l'immuable décret. Est-elle chimérique, est-elle imaginaire cette terreur dont la frappe la révolution du déclin de son échelle animale? Non, certes, car avant que la nature ait supprimé ses fluxions périodiques, cette pluie de sang qui chaque mois inondait la matrice, que d'assauts terribles à essuyer! que d'écueils à surmonter dans cette orageuse traversée........! Heureuse quand, après tant de labeurs, elle finit par mouiller au port, par renaître, en un mot!

Les femmes disent avec raison :

Hélas! quand nous naissons, que nous sommes à plaindre!

Les altérations morbides instantanées dont nous parlâmes, sont à peu près les seules conséquences de l'explosion libre et régulière des menstrues (1); peu importantes en elles-mêmes, elles ne sollicitent ordinairement que de simples moyens hygiéniques, à l'exception, cependant, de la mucite génitale, qui peut acquérir un certain degré d'intensité et passer à l'état chronique, surtout si elle était entretenue par la malpropreté, ou toute autre cause accidentelle, par les troubles moraux, qui ne laissent pas que de bouleverser l'économie, de porter atteinte aux organes, d'en pervertir les

____

(3) De μὴν, mois, et ῥέω, je coule. — Synonyme de *règles.* .

fonctions et de réagir défavorablement sur la muqueuse génitale.

S'il arriva quelquefois à notre chétive verve de s'extasier, en effleurant ce tissu de charmes, qu'une main céleste répand avec profusion sur cet ange d'ici-bas, quelquefois, aussi, dans ce court trajet se rembrunit l'horizon : notre plume, sortant à regret de son lit de volupté, promit au lecteur de tristes révélations.

L'apparition des règles ne débute pas toujours avec cette facilité et l'innocent concours des phénomènes que nous signalâmes, car peuvent s'y opposer de redoutables entraves; de là ces symptômes qui stygmatisent la patiente, dénoncent de profondes lésions et trop souvent menacent l'existence : violentes coliques hypogastriques, inflammatoires ou nerveuses; douleurs gravatives répondant au col de la matrice et se communiquant aux lombes, au sacrum et aux cuisses; malaise général, lassitude et engourdissement des membres, tuméfaction douloureuse des seins; sensibilité de l'utérus, état pathologique des organes génitaux, qui tendent à s'abcéder et à s'indurer en différens endroits; pâleur et rougeur alternatives de la face;

bouffées de chaleur, yeux larmoyans et abattus, physionomie triste, céphalalgie, raideur tensive des muscles du col; éruptions variées; désordres dans les organes des sensations; diminution, perte ou bizarreries de l'appétit, cardialgie, nausées, vomissemens, dégoûts; pandiculations, anxiété, agitation, vertiges; sentiment de froid glacial au long de la colonne vertébrale, dans les reins, à la plante des pieds; frissons suivis de chaleur et de sueurs copieuses; épistaxis; tendance à la métrite; congestions cérébrales et pulmonaires, toux accompagnée d'oppression et de dyspnée; hématurie, hémoptysie, hématémèse, hémorrhagies du mamelon, des paupières, du grand angle de l'œil, du conduit auditif, de la surface des intestins, de l'ombilic, de la peau du sommet de la tête, de l'extrémité des doigts et de la joue, flux hémorrhoïdaux; hystérie, épilepsie, chlorose, lipothymies, syncopes; marasme et mort si les secours de l'art n'arrivent à temps.

Il est sensé de croire que tous ces accidens ne se présentent pas ensemble; il est peut-être même oiseux de l'observer: la mucite génito-sexuelle les complique et on la retrouve dans toutes les anomalies menstruelles.

L'époque de grossesse jette la femme dans un état de souffrances continuelles : ce que personne n'ignore. On sait également qu'une multitude de causes qu'il serait fastidieux d'énumérer sont autant d'obstacles au terme heureux de l'accouchement; que la moindre d'entre elles peut provoquer une fausse couche, lorsqu'elle concorde avec la susceptibilité nerveuse de l'utérus, ou la pléthore, ou l'inertie de cet organe, ou avec une vicieuse conformation du bassin, etc., etc. On connaît quels en sont les résultats, sinon constamment funestes, au moins très fréquemment dangereux.

Il s'en faut de beaucoup que l'être qui reçoit le jour laisse celle à qui il le doit dans une situation sans péril......... Que de femmes sont appelées à traîner désormais une existence mille fois plus terrible que la mort même! que d'enfans ont à regretter leur mère, quand ils ont acquis la connaissance; ont à maudire le fatal instant qui les vit naître; ont à pleurer, enfin, la perte immense qu'ils firent en recevant la lumière! Toutefois, disons-le, les fausses couches et l'accouchement à terme sont toujours suivis de mucite génitale. Lorsque la matrice s'est débarrassée du produit de la conception, cet acte donne lieu durant quelques jours à un écoulement sanguin qui, mélangé à la sécrétion mucoso-purulente de la membrane interne utéro-vaginale, alors enflammée, voile momentanément sa nature, et ne la rend évidente, qu'autant qu'il pâlit, en devenant de plus en plus séreux, et qu'il se supprime : c'est à la réunion de ces deux écoulemens que l'on applique improprement le nom de lochies, dénomination que l'on continue, encore plus à tort, à la mucite génitale totalement dépouillée de son masque et présentant ses caractères tranchés.

Voyons si cette victime d'un sort tyrannique déposera sa nature de femme sans courir au danger; si elle enjambera, saine et sauve, les dernières cascades de sa vie utérine.

Le retour d'âge a lieu de quarante-cinq à cinquante ans, dans les contrées tempérées, où les filles sont, pour l'ordinaire, réglées de douze, treize à quatorze et quinze ans; il arrive de trente à trente-cinq, sous les tropiques, où les nubiles commencent à l'être dès huit, neuf à dix ans, quelquefois plus tôt : en général, il se montre d'autant plus vite que les femmes furent précoces. Des événemens plus ou moins remarquables sont la trompette avant-courrière de son approche.

La diminution progressive dans la quantité où le temps de l'écoulement est très rare ; tantôt il devance son époque habituelle, et tantôt il éprouve des retards ; tantôt il est plus abondant, et tantôt il l'est moins que de coutume : on le voit inopinément paraître, s'arrêter et reparaître. Il alterne avec la mucite génitale ou d'autres affections ; sa prolongation hémorrhagique est quelquefois telle que des périodes s'y confondent, et que la vie s'en trouve compromise. Rien au reste de plus bizarre, que cette espèce de crise, sous l'empire de laquelle surgissent tant de maladies diverses : celles-ci, latentes, sortent de l'obscurité et s'élancent de leur embuscade ; celles-là, manifestes, mais jusqu'ici stationnaires, font alors de rapides progrès ; d'autres enfin, toutes nouvelles, sévissent avec cette rigueur dont elles sont susceptibles. Ces perturbations morbides sont constamment accompagnées de la mucite génitale, qui, d'ailleurs, souvent les précède, et qui, plus souvent encore, persiste après leur entière disparition: c'est surtout alors qu'il faut obstinément s'opposer à son cours.

O sexe digne d'un meilleur sort, sexe vraiment digne de toute la sollicitude de l'homme civilisé! Tiens, porte au loin tes regards sur ces montagnes liquides soulevées par la tempête; considère ce frêle esquif ballotté sans cesse et luttant contre les vagues écumantes d'un océan courroucé, dont les flancs hideux, prêts à l'engloutir, ne respirent que deuil; à force de rames et à la sueur de son front, le pousse l'intrépide nautonnier.....cependant à ses efforts la rive sourit à peine.....; elle n'est pour lui qu'un prolongé mirage! Eh bien! femme, c'est en raccourci l'emblême des souffrances de ta vie!!!

TEMPÉRAMENS.

Les constitutions prédominantes, lymphatiques —*Fluori magis idonea, si mulier laxis sit carnibus et pituitosa* (Galien), nerveuses ou sanguines; les cacochymes et apathiques; les lubriques et irritables; les chlorotiques; les hystériques.

DONNÉES PHYSIQUES.

Les petites femmes délicates, grêles et pâles;
les grandes sveltes, hâves, aux jambes effilées,
aux talons saillans et aux pieds plats; celles ma-
térielles, mollasses, graisseuses et bouffies, d'un
teint jaunâtre, etc.; les blondes fades, couleur
cendrée; les rousses et les noires-jais. Les femmes
aux joues rubicondes, aux muscles athlétiques, etc.,
sont disposées à la mucite génitale aiguë dans toute
la force de l'acception; la mucite chronique est
plus souvent du ressort des précitées.

ÉTAT SOCIAL.

Les deux extrêmes de la société plantent éminemment les jalons de notre théorie : vous, aimables dames, qui attachez trop de prix à vos brillans
atours; opulentes châtelaines, qui, sous les lam-
bris dorés, sans cesse foulez l'édredon; blasez vos
sens des plus riches parfums d'Arabie; chargez vos
tables de mets savoureux, (1) épicés mais non

---

(1) Quand je vois ces tables à la mode, couvertes des

substantiels; bercez votre imagination fantasque de frivoles rêveries; sacrifiez, en un mot, le précieux de l'existence à des plaisirs nocturnes, à de chimériques et éphémères délices ,

N'offrez pas à vos sens, de mollesse accablés ,
Tous les parfums de Flore à la fois exhalés.

Les plaisirs sont amers d'abord qu'on en abuse.
(Mme Deshoulières.)

Vous qui, frappées de l'adverse fortune ; écrasées sous les haillons de la misère; dénuées des premiers besoins et réduites à mendier le pain de l'aumône; enfouies dans ces taudis terreux, privées des bienfaits de l'astre vivifiant, et infectées de pestilentielles odeurs, nagez au sein de la plus crapuleuse saleté et dont les génitoires sont à comparer aux *étables d'Augias.*

CIRCUMFUSA (1).

Les chaleurs excessives et humides de l'été;

---

richesses des quatre parties du monde, je m'imagine voir la goutte, l'hydropisie, la fièvre, la léthargie, et la plupart des maladies en embuscade sous chaque plat. (Addison.)

(1) De *circumfundere*, répandre autour, environner,

les froids rigoureux et humides de l'hiver; les variations de l'automne; les temps d'orage; un sol marécageux; des habitations basses. Ces causes font que la mucite génitale est endémique dans certains pays : dans la Hollande et la Belgique, dont la température est froide et humide et le sol marécageux; dans la Basse-Normandie; dans certaines localités de la Thiérache et de la Picardie; dans la Flandre; en Angleterre, où il y a d'extrêmes variations de température; à l'île Bourbon, où l'on reçoit la vapeur de l'eau avec laquelle on arrose fréquemment durant la journée pour modérer la chaleur; à Berlin, vu que cette ville est située au milieu des marais et que les habitans y boivent des eaux malsaines; à Cayenne, où l'on trouve les inconvéniens ci-dessus, etc., etc.

Une mucite génito-sexuelle épidémique s'observa à différentes époques, en différentes saisons et en différens pays :

A Breslaw (1) : année 1702, signalée par

---

investir. — Ce mot exprime les choses qui nous environnent et qui agissent sur nous d'une manière favorable ou préjudiciable.

(1) Médecins de Breslaw.

une constitution atmosphérique des plus bizarres;

En Italie (1) : printemps de 1710;

A Berlin : décembre de 1722;

A Halle de Magdebourg (2) : printemps de 1730;

A Paris (3) : août et septembre de 1765, remarquables par d'excessives chaleurs et une très grande sécheresse;

En Angleterre (4) : pendant un automne funeste par une infinité d'autres affections muqueuses rebelles;

Dans une petite ville de France (5) : fin de décembre 1769 : fréquentes variations de température et transitions subites de chaleurs brûlantes à des froids piquans et pluvieux.

APPLICATA (6).

Le contact immédiat du pus sorti d'une surface

---

(1) Morgagni.
(2) Bassius.
(3) Raulin.
(4) Leak.
(5) Roux.
(6) De *applicare*, mettre *sur* ou *auprès* : on désigne

seulement enflammée ou ulcérée; d'un virus; la
formation d'un caillot; quelques débris du placenta; la présence d'un pessaire, d'hydatides,
d'un corps étranger quelconque, dans l'intérieur
des organes génitaux; des injections incendiaires;
un calcul urinaire; les chaufferettes; des ascarides dans le rectum; les compressions gênant
la circulation et le jeu des organes — ligatures,
corsets, vêtemens trop étroits; l'impression d'une
pluie glaciale; les bains trop chauds ou tièdes
et trop souvent répétés; un lit efféminé, très
couvert; les éruptions cutanées générales ou
partielles; les agens irritans — vésicatoires, moxas,
ventouses, frictions érysipélatifères au pli de
l'aîne, à l'extrémité supérieure et interne des
cuisses, aux grandes lèvres, au périnée, au sphincter de l'anus, à la région sus-pubienne; les coups
vulnérans et contondans.

---

sous ce nom les choses qui sont immédiatement appliquées à la surface du corps, d'une ou de plusieurs de ses
parties.

INGESTA (1).

Les alimens et médicamens réputés aphrodisiaques, tirés du règne stimulant énergique; les infusions de rue, de sabine; les préparations à la cantharide, au seigle ergoté, au gingembre, à la cannelle, à la menthe poivrée; la bière nouvelle, les liqueurs alcooliques, le café avec excès; l'ivresse; les truffes, les moules, les morilles, les alliacés; les assaisonnemens fortement épicés; les poissons de mares; les viandes noires; les vomitifs; les purgatifs et lavemens drastiques; l'abus des légumineux, des farineux et du laitage; les fruits verts; la propriété de certaines eaux: ne sait-on pas, par exemple, que la majeure partie des étrangers qui viennent habiter la capitale sont pris de diarrhée due à ses eaux, et que les femmes qui n'y sont point accoutumées se plaignent de mucité génitale lorsqu'elles en font usage?

---

(1) De *ingerere*, mettre dedans. — Choses destinées à être introduites dans le corps par les voies digestives.

GESTA (1).

Les mauvaises digestions; les gastrites, et gastro-entérites; un coït laborieux ou trop fréquent, quoique entre personnes saines :

> Trop de plaisir mène au tombeau.
> (PANNARD.)

les jouissances illicites (masturbation); un ulcère ou un cancer; la sanie qui en découle; un polype; les déchirures, abcès, renversemens, chutes, distensions forcées de matrice; un squirrhe de son col et les tumeurs de son tissu ou des ovaires; les grossesses; les métastases; la dentition chez les enfans; les courses par un temps défavorable; la danse portée à lassitude; les efforts et travaux démesurés; les veilles prolongées; l'irrégularité des repas; les professions sédentaires; l'équitation à fatigue; le trop grand repos; l'habitude énervante des parfums et de tout ce qui tend à la mollesse — *Et hâc ratione mulieres agrestes ra-*

---

(1) De *gerere*, faire, exercer. — Choses faites et qui ont ici une action plus ou moins directe sur la muqueuse génitale.

rissimè tentantur hoc morbo : tentantur nobiliores ob nimium otium (AVICENNE);

La mollesse est douce, et sa suite est cruelle.
(VOLTAIRE.)

le changement de climat, l'abstinence entière des plaisirs vénériens rigoureusement voulus ; sur ce point, semblable à l'homme, plus la femme est rigide à elle-même, quand une fois la nature a parlé, plus elle peut, par une telle sagesse, déranger sa santé. C'est l'image que nous offre cette partié du sexe, qui, vouée au célibat austère, est contrainte à morceler ses faiblesses libidineuses : de là ces indispositions et ces maladies assez fréquentes, ces aménorrhées, ces accès hystériques, ces spasmes nerveux et notamment la mucite génitale.

SECRETA ET EXCRETA (1) (2).

Les anomalies du flux menstruel, de la lactation et des hémorrhoïdes, comme leur suppression spon-

____

(1) De *secernere*, séparer, mettre à part, sécréter. — Matières liquides sécrétées.

(2) De *excernere*, évacuer, excréter, mettre au dehors. — Matières liquides excrétées.

tanée ou accidentelle, leur diminution, leur retard, leurs altérations quelconques; enfin, les métrorrhagies sténiques ou asténiques; l'âcreté des lochies ou leur interruption; la négligence d'une saignée habituelle; la pléthore sanguine; la suppression d'exutoires émonctifs, d'un coryza intense, d'exanthèmes, de la transpiration; les constipations opiniâtres; les diarrhées abondantes et prolongées.

PERCEPTA (1).

Toutes lés émotions profondes de l'ame, les cuisans chagrins :

> . . . . . . .Stomachus crudescit, visus hebescit,
> Et palor venit, et macies et acerba senectus;
> . . . . .Nam macerat artus,
> Deformatque ipsum corpus, canosque capillos
> Ante diem reddit mœror....
>
> (PALLINGENIUS.)

la nostalgie (2);

> Et dulces, moriens, reminiscitur Argos.
>
> (VIRG.)

---

(1) De *percipere*, sentir, percevoir, éprouver. — Choses perçues, éprouvées par les sens.

(2 Affection grave, occasionée par le désir de retour-

> Amour de nos foyers, quelle est votre puissance !
> Quels lieux sont préférés aux lieux de la naissance ?
> Un Lapon vanterait les glaces, les frimas
> Qui chassent loin de lui la fraude et les combats.
> Libre, paisible, heureux dans le sein de la terre,
> Il n'entend point gronder les foudres de la guerre.
> Quels stériles déserts, quels antres écartés
> Sont pour leurs habitans sans grace et sans beautés?
> Virgile abandonnait les fêtes de Capoue,
> Pour rêver sur les bords du marais de Mantoue ;
> Et les rois indigens d'Itaque et de Scyros
> Préféraient leurs rochers aux marbres de Paros.
>
> (Bernis.)

la jalousie et la haine concentrée :

> Aveugle passion, cruelle jalousie,
> Mère de la discorde et des illusions,
> Qui troubles tous les sens par tes impressions,
> Et sur de vains soupçons mets l'ame en frénésie ;
> Quand un feu dévorant s'allume dans un cœur,
> Rien ne peut arrêter le cours de ta fureur.
>
> (D'Andilly.)

l'amour pathétique, et, à plus forte raison, les passions nymphomaniaques (1) :

> O haine de Vénus ! ô fatale colère !
> Dans quels égaremens l'amour jeta ma mère !
>
> (Racine.)

---

ner dans son pays, de revoir sa patrie : que de militaires lui doivent la mort !

(1) La nymphomanie, et, mieux, la génito-manie, est ce penchant irrésistible et insatiable pour l'acte vénérien

les contrariétés , la lecture des livres érotiques qui enflamment l'imagination et soumettent à diverses sensations plus ou moins pénibles; les contentions d'esprit; la contemplation de tableaux lascifs, d'images voluptueuses; la culture prématurée ou continue des sciences et beaux-arts; une forte détonation; la vue inattendue d'un objet chéri ou détesté, d'horreur ou d'épouvante, quelquefois des odeurs antipathiques; le chant mélodieux d'une syrène; la musique, surtout exercée par des artistes habiles, et sur certains instrumens, comme la harpe et l'harmonica.

De ces séries de causes, les unes ne jouissent que d'une activité faible, ne font que modifier sympathiquement ou directement la muqueuse génitale et prédisposer à la mucite; les autres,

---

chez les femmes : dans le premier degré, la malade est en proie à des combats continuels entre des sentimens de pudeur et l'impulsion à satisfaire ses désirs lubriques; bientôt elle ne connaît plus de frein, ses regards, ses paroles, ses gestes expriment le besoin impérieux qui la domine; plus tard, c'est une véritable fureur; une devergondance obscène et l'aliénation mentale ne tardent pas à se montrer : cette affreuse démoralisation est fréquemment suivie de la mort.

au contraire, sont éminemment déterminantes, agissent également d'une manière médiate ou immédiate, avec ou sans le concours de celles-ci.

Tel énoncé nous démontre combien fausse est l'assertion de gens fanatisés, de ces dévots de circonstance, qui, référant la plupart des maladies, et notamment la mucite génitale du sexe, uniquement aux prostitutions de notre siècle, prétendent que la race dégénère, et fulminent l'anathème contre la jeunesse actuelle, qu'ils voudraient museler à l'instar des bêtes : dans un temps où la civilisation s'avance à pas de géant, précédée du flambeau des lumières, devrait-on fatiguer nos oreilles de sophismes qui, même, ont peine à subtiliser la masse ignorante! *(ignorans indigestaque moles)* Achevons de détruire le chétif canevas de leurs captieux radotages, par des preuves péremptoires : reculons aux fastes de l'antiquité, nous y verrons briller sur l'orbe universel, le hideux fanal des abominations de tous genres ; nous y verrons publiquement étalées ces scènes d'infamies, parmi lesquelles se vautraient nos ancêtres, et qui, de nos jours répugneraient aux repaires, aux clapiers de la plus exécrable débauche : consultons, en un mot, ces monumens de turpitude gravés par le burin de l'impartial ! ! !

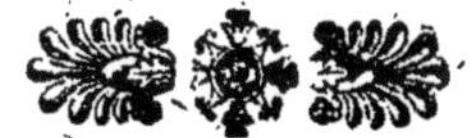

SYMPTOMES ET MARCHE

DE LA

MUCITE GÉNITO-SEXUELLE AIGUË.

Résultat de l'une ou plusieurs des causes ci-
dessus énumérées, la mucite génito-sexuelle aiguë débute par quelques frissons vagues, un peu
de malaise général et quelques dégoûts; par un
léger prurit, d'abord agréable, un peu de chaleur, quelques cuissons et élancemens presque
imperceptibles à l'intérieur des organes génitaux

et à la vulve, mais qui ne tardent pas à s'accompagner d'un suintement séro-albumineux. Ces
prodromes, en l'espace de quarante-huit heures,
se convertissent en signes pathognomoniques (1),
et commencent à fixer l'attention, car bientôt le
prurit devient importun, le suintement muqueux-
blanchâtre, puis blanc opaque, tache le linge;
la chaleur, les cuissons et élancemens augmentent
sensiblement, surtout lors de l'émission des urines, dont les dernières gouttes, tombant en
nappe, mouillent et irritent l'orifice du vagin.
Du troisième au quinzième jour de l'invasion, la
maladie fait de rapides progrès : prurit intoléra-
ble; chaleur et cuissons brûlantes; élancemens
fréquens et pongitifs; tuméfaction considérable
de la muqueuse génitale; sensation d'un fer in-
candescent occasionée par les urines; sentiment
de constriction, de pesanteur, de fourmillement,
au long du conduit vaginal et dans l'étendue du
périnée; écoulement purulent, jaune, vert, san-
guinolent, et quelquefois noirâtre, placardant la

____

(1) De κηθος, maladie, et de γιγνώσκω, je connais. — Signes caractéristiques des maladies.

chemise, exhalant une odeur fade, nauséabonde et fétide; douleurs lancinantes aux aines, dont souvent les glandes s'engorgent; gravatives à l'hypogastre, aux lombes, au sacrum, aux fosses iliaques, aux cuisses; malaise des membres; tiraillemens d'estomac; mouvemens fébriles; fièvre réelle. Dans cet état de choses, l'allure est pénible; le coït, et le doigt introduit dans le vagin, arrachent des cris; le moral se dérange; les parties de la génération sont dans un gonflement d'éréthisme, avec excoriation et injectées d'un rouge vif. L'inflammation peut encore compromettre le tissu de la matrice, les trompes de Fallope, les ovaires, l'urèthre, la vessie et les reins; souvent elle se prolonge jusqu'à trois semaines, et reste plus ou moins long-temps à son apogée, apres quoi elle diminue d'intensité. Au fur et à mesure qu'elle rét·ograde et qu'elle s'apaise, le flux rapproche de consistance, se tarit, redevient blanc muqueux, blanchâtre, bleuâtre, filandreux-diaphane, et disparaît totalement.

SYMPTOMES ET MARCHE

DE LA

MUCITE GÉNITO-SEXUELLE CHRONIQUE.

De beaucoup il s'en faut que la phlegmasie dont il est question ait une marche, une durée et des symptômes aussi constans que la ci-dessus.

Par une bizarrerie relative à l'idiosyncrase (1)

---

(1) De ἴδιος, propre, σὺν, avec, et κρᾶσις, tempérament.

partielle ou générale, la phlogose et autres symptômes locaux, ordinairement lents et modérés (à l'exception de l'écoulement morbide qui rarement est abondant) perdent et recouvrent en quelque sorte spontanément leurs caractères propres ; sa marche est donc incomplète, et sa durée illimitée : quant à l'invasion, doit-elle être tranchée et facile à reconnaître ; la mucite génitale chronique, absolument déclarée, n'offrant souvent que l'ébauche de l'aiguë comme type inflammatoire appréciable. Mais, que l'on ne s'y trompe pas, cette apparence de bénignité n'est qu'insidieuse, et ne mine que plus librement les personnes qui en sont atteintes, vu qu'elles sont moins portées à soupçonner ses ravages.

L'utérus, que lient des rapports intimes aux moteurs de l'organisme, lésé en l'une de ses par-

---

— Disposition spéciale n'existant, à un certain degré, que chez un petit nombre d'individus, et déterminant, soit dans l'exercice de leurs fonctions, soit dans la manière dont ils sont affectés par les modificateurs extérieurs, des phénomènes autres que ceux qui s'observent parmi la grande majorité des hommes soumis aux mêmes influences.

ties, diverge sur eux ses influences sympathiques, et, dans l'affection mentionnée, l'estomac
est le premier organe qu'un triste privilége su-
bordonne à ses réactions : partout ensuite se
rompt l'équilibre, et de là ces conséquences.

Un flux abondant (quelquefois tel que les
malades sont obligées de se garnir comme à
l'égard des règles) variable en couleur, consistance et odeur, bavant de la vulve, épuise
les muciques de ce genre; elles éprouvent des
délabremens d'estomac, des aigreurs, des renvois,
des nausées, des dégoûts et des appétits dé-
pravés; de pénibles digestions; des migraines,
des céphalalgies (1) insolites : *Quando autem in
matrice humores multi sunt, oculi dolent, caput
calidum habent vel languidum et vertiginem
patiuntur* (HIPP.); des bouffées de chaleur cô-
toyant l'abdomen (2) et remontant la région pré-
cordiale (3); des vomissemens glairo-bilieux sur-

---

(1) De κεφαλὴ, tête, et ἄλγος, douleur—maux de tête;
douleurs de tête.
(2) Syn. de bas-ventre.
(3) Région de l'estomac.

viennent; elles se plaignent de douleurs **vagues** parcourant le ventre, les reins et les articulations; accusent des courbatures, un malaise général, des frissons intermittens, des insomnies qui les laissent prendre pour

> ....,.....Ces douces Ménades,
> Qui, dans leurs vains chagrins, sans mal, toujours malades
> Se font, des mois entiers, sur un lit effronté,
> Traiter d'une visible et parfaite santé.

Fréquemment constipées, elles transpirent peu: —*In fluxu et vomitu prohibetur perspiratio, quia divertitur* (SANCTORIUS) et salivent beaucoup—*Stomachi morsus percipiunt dùm jejunæ fuerint, vel etiam vomuerint velut acidam aquam, et os impletur salivâ* (HIPP.); les vaisseaux sont flasques et saillans; le pouls est vermiculaire, la fibre lâche, la peau sèche, et l'haleine repoussante; les dents sont chargées de tartre (odontolithe), et souvent cariées; très-frileuses, même au milieu des ardeurs de l'été, la paume des mains, la plante des pieds, le bout des seins et le dos sont pour ainsi dire à la glace. Sujettes aux palpitations, aux vertiges et aux syncopes, la moindre fatigue les exténue; la faiblesse est grande, et la maigreur extrême.—*Cum fluor albus subortus fuerit, dolor imum ventrem, lumbos ac laterum inanitates detinet; crura et manus intumescunt, oculorum cava elevantur et oculi humescunt; color auriginosus et albus redditur, cumque deambulat anhelatione corripitur* (Hipp.), c'est ce qui rend l'habitude du corps chétive : sa couleur est d'un jaune-paille, ou d'un blanc mat terne. La base de la paupière inférieure est souvent tuméfiée ou cave et sillonnée de nuances bleuâtres sales, ou jaunâtres et verdâtres. Hypochondriaques et misanthropes, elles fuient le monde et ses charmes, afin de s'entretenir à loisir avec leurs idées sombres, leur humeur acariâtre et lunatique; elles ont une antipathie formelle de l'amour physique — *Fœdum illud affectum misellas mulieres, tristes, pusillanimes, semper sibi graves, virisque ingratas et sæpe steriles etiam reddit* (Charleton)—*quibuscumque matricis humor ad vulvam respondet, harum corpus frigidum est, nec possunt aliquo modo masculi coïtum habere gratum, fri-*

gidum vero corpus intrinsecus habent usque in extremas partes (Cléopâtre).

Le col de l'utérus, lorsqu'il est le siége de l'inflammation, est pâteux, volumineux et variqueux ; son orifice est béant, dilaté ; des ulcères, des squirrhes, des cancers s'y développent, ainsi que des végétations et des dégénérescences diverses : il proémine dans le vagin et quelquefois jusqu'au dehors. Il n'est pas rare de voir des chutes de matrice, des ulcères et cancers de son tissu, de même que d'autres lésions organiques, quand ce viscère se trouve compromis. Si le vagin est affecté, sa muqueuse est boursouflée, ulcérée, molle ou indurée ; sa filière est très-large ou étranglée en différens endroits : des corps anormaux peuvent encore y prendre naissance, tels que polypes, etc. Les parties génitales externes sont flétries, pendantes, blafardes, ardoisées et parsemées de varices. Sur ces dégâts et la sourde fièvre arrive l'affreux marasme, que suivent de près l'œdématie (1) des membres inférieurs, la bouf-

______

(1) Infiltration séreuse du tissu cellulaire — de οἰδέω je suis enflé.

fissure de la face et la mort : ces derniers signes de lésion profonde; ont souvent lieu long-temps avant d'en être positivement au bord de la tombe, mais ils sont toujours de mauvais augure.

Franchissons un instant ces barrières claustrales, entrons au bercail où, pleines de componction et de quiétisme, saintement paissent les brebis du Seigneur : pénétrons dans ces boudoirs de petites-maîtresses; dans ces salons respendissans de luxe asiatique; sous ces voluptueux bosquets d'Armide : portons nos pas à travers ces longues allées sablonneuses, enfans des arts, de la mode et du goût, nous y lirons, sur bien des physionomies, le cachet de la mucite génito-sexuelle. Mais, que sera-ce, si nous est accordé une large confiance! que sera-ce encore plus si, soulevant le tule et la bure, il est permis au doigt et à l'œil de fouiller et vérifier les doutes ! ! !.

RÉFUTATION

DES NOMBREUSES ESPÈCES
ADMISES PAR DIFFÉRENS AUTEURS.

Nous ne devons pas savoir mauvais gré aux anciens écrivains qui nous transmettent les minuties de leurs recherches et les bévues de leur imagination, considérant qu'un sentiment d'humanité et l'envie d'agrandir le domaine de la science, purent seuls creuser leur cerveau et diriger leur plume; mais, soit dit en passant, si le fruit de leurs veilles ne s'est point attiré la critique absolue, nous trouvons qu'il a beaucoup embrouillé l'histoire de la mucite génito-sexuelle : c'est ce que vont nous démontrer les classifications ci-dessous; c'est ce que nous aurons souvent occasion de prouver dans le cours de cet opuscule.

Les Grecs admettaient dix espèces de mucites génito-sexuelles, qu'ils faisaient dériver des sécrétions humorales de l'économie, savoir : 1º les aqueuses et les séreuses; 2º les lymphatiques; 3º les blanches, couleur de lait; 4º les blanches caséeuses; 5º les blanches presque dissoutes; 6º les gluantes, filamenteuses, d'un blanc plus ou moins foncé; 7º les purulentes; 8º les jaunes, ressemblant à la bile; 9º les vertes et les livides; 10º les rougeâtres comme la lavure de chairs.

Imbus de la même théorie, les Arabes faisaient jouer le même rôle aux humeurs; se basaient sur leur nature, consistance, odeur et couleur, et ajoutaient, par subdivision, sept autres espèces aux précédentes.

Sauvages dévie de la route battue depuis les

âges d'ignorance jusqu'à lui, pour former d'autres méprises; il en adopte, par exemple, neuf espèces, qu'il appelle : 1° ulcéreuse; 2° fongueuse; 3° syphilitique ; 4° cancéreuse ; 5° américaine ; 6° indienne ; 7° squirrheuse ; 8° des femmes enceintes; la neuvième concerne le siége. Ce nosographe aura découvert des ulcères, des fongosités, des cancers et des squirrhes en même temps qu'une mucite génito-sexuelle ou à sa suite; au lieu de ne voir en eux que des lésions qui pouvaient l'avoir devancée et peut-être occasionée, ou des complications ou des résultats de cette maladie, il en déduisit des espèces. Quant aux particularités dés espèces dites américaine et indienne, s'il eût établi un point de comparaison entre celles de ces dénominations et les mucites génito-sexuelles des autres pays, ne se fût-il pas judicieusement persuadé qu'elles ne diffèrent en rien! La huitième ne mérite pas plus de constituer cadre à part : en effet, l'état de grossesse est une circonstance ou prédisposante, ou éminemment déterminante. Dans le premier cas, la matrice souffrant peu de ses distensions, de son travail, en un mot, la muqueuse ne s'en trouve que surexcitée ; un stimulus assez actif se joignant à cette disposition, détermine la mucite : ce ne doit donc être véritablement à nos yeux qu'une inflammation de la membrane, analogue à celle qui résulterait, dans toute autre situation, de l'empire d'une cause éminemment déterminante par elle-même. Dans le second cas, la matrice éprouve un travail plus laborieux, la nature emploie d'immenses efforts, très préjudiciables à la muqueuse, qui s'enflamme et donne lieu à l'écoulement morbide. La neuvième est simplement une variété de siége, dont la distinction sera nécessaire dans l'application du traitement local.

Raulin embrassa l'opinion des Grecs et des Arabes sur le point de départ et sur la nature de la mucite génito-sexuelle, mais il n'en forma que sept espèces, nommées : 1° aqueuse ; 2° séreuse ; 3° lymphatique ; 4° muqueuse ; 5° bilieuse ; 6° chyleuse ; 7° laiteuse. La matière mucoso-purulente vaginale ou utérine ne serait donc également, à son avis, qu'un résidu excrémentitiel des liquides désignés par ces mots!

Nous ne pouvons trop le répéter, telle assertion est dénuée de sens.

Cullen ne veut que deux espèces, qu'il
nomme :

Ménorrhagies, { blanche, { ménorrhagie séreuse sans vice local chez les fem-mes non enceintes; { locale, { ménorrhagie séreuse chez les femmes enceintes.

Si évidemment défectueuse est cette division, qu'il
serait oiseux de la combattre.

Les deux genres qu'admet Truka se subdivisent
en six espèces :

1er Genre :

Leucorrhée vraie, qui se divise en quatre espèces : { 1° l'utérine ou la vaginale; 2° la récente ou l'ancienne; 3° la continuelle ou l'intermittente; 4° la simple ou la compliquée.

Cette dernière reconnaît quatre variétés :

Compliquée avec { la fausse leucorrhée; la cachexie; l'hystérie; un ulcère.

6.

2ᵉ Genre :

Leucorrhée fausse, qui se divise en deux espèces. . . .
— 1° la bénigne, qui comprend : la gonorrhée bénigne ; la leucorrhée des femmes grosses.
— 2° la maligne.

Que nous apprend cette série ! peut-on se baser sur le vague et le superflu qu'elle renferme !

Bien que péchant par ses divisions en espèces, etc., le docteur Blatin ne peut être compris dans la catégorie des ci-dessus; nous tenons de lui un traité raisonné, intitulé *Catarrhe utérin;* laissons-le parler un instant : « Le ci- « toyen Pinel a senti le vide des divisions « admises par les différens auteurs, et il a pris « pour base de la sienne les causes des leu- « corrhées. Il en a fait cinq espèces, sous les « noms de leucorrhée : — 1° constitutionnelle ; « 2° métastatique ; 3° syphilitique ; 4° par ir- « ritation locale ; 5° par suite de couches. »

AVANTAGES.

« Les avantages de cette division sont :

« 1º de n'être établie que sur une seule base
« (les causes); 2º de ne présenter que des
« espèces simples qui admettent un traitement
« différent. Ce dernier avantage paraît être la
« raison qui a fait établir l'espèce syphilitique,
« qui, du reste, pourrait rentrer dans la qua-
« trième, c'est-à-dire, par irritation locale.
« Toutes ces espèces sont susceptibles de com-
« plication.

VICE.

« Il est cependant des flux leucorrhéiques qui
« ne peuvent se ranger parmi les cinq espèces
« admises par le professeur Pinel.

NÉCESSITÉ

D'EN AUGMENTER LE NOMBRE.

« Telles sont : 1º les leucorrhées dues au
« dérangement des menstrues, comme leur sup-
« pression, leur excès, leur irrégularité, leur
« approche, leur cessation; cette cause est si
« commune, le traitement de celles-ci diffère

« tellement de celui des autres espèces, qu'on
« ne peut se refuser de les admettre comme
« une sixième espèce; 2° les leucorrhées hé-
« réditaires sont assez fréquentes, et l'on sait
« combien le traitement des maladies hérédi-
« taires diffère de celui des maladies acquises :
« l'admission de cette septième espèce me pa-
« raît donc indispensable; 3° il en est d'autres
« qui pourront, par suite, être admises, telles
« que celles par causes morales; celle qui suc-
« cède à une autre maladie dont elle paraît
« être la crise, enfin, celle qui survient par le
« dérangement des digestions et qui disparaît
« lorsque les fonctions de l'estomac se réta-
« blissent ; mais on ne peut point encore éta-
« blir ces dernières comme espèces, parce
« qu'elles ne sont pas fondées sur un nombre
« suffisant d'observations.

Ainsi M. Blatin reconnaît sept espèces de
mucites génitales, qu'il nomme catarrhes utérins
métastatique, syphilitique, constitutionnel, héréditaire, par irritation locale, par suite de
couches, par dérangement des menstrues; il les
divise et les subdivise à l'infini : de là ses

genres et sous-genres, ses variétés et sous-variétés. Pour nous, qui ne partageons pas ces
manières de voir, cherchant à élaguer de vains
mots, nous proposons un plan qui nous paraît
simple et correct.

A quoi servent, en effet, ces divisions et
subdivisions, en espèces, en sous-genres, variétés et sous-variétés, si ce n'est à surcharger
la mémoire, sans être d'aucun intérêt à l'art
de guérir? 1° Qu'entend-on par leucorrhée
métastatique, si ce n'est la mucite génito-sexuelle
résultant du transport d'irritation d'un organe sur
la membrane muqueuse génitale? 2° Le virus
syphilitique n'agit-il pas en irritant et en en-
flammant la partie avec laquelle il est en contact? 3° La mucite qui arrive par suite de
couches n'est-elle pas une inflammation occasionée par les labeurs de l'accouchement? n'y
a-t-il pas dans cet acte fatigue, tiraillement,
distension forcée, et, quelquefois, déchirement
de la muqueuse? n'y a-t-il pas afflux surabon-
dant du sang? 4° Le dérangement des menstrues n'est-il pas en lui-même, hors l'état de
grossesse, un phénomène morbide dont souf-

fre la muqueuse? La mucite génitale qui revient au retour des règles, et que des auteurs admettent comme espèce, ne tient-elle pas à l'irritation que développe l'effort hémorrhagique vers l'utérus, soit qu'il ait lieu de lui-même ou qu'il soit provoqué par ces breuvages stimulans dont se gorgent certaines femmes? Ne sont-ce pas là des irritations locales? 5º Quant à ce que d'autres appellent leucorrhée constitutionnelle, nous convenons que certaines femmes, en raison de leur organisation propre, générale et partielle, sont plus exposées à la mucite génitale que celles dont les fonctions s'opèrent ordinairement bien, et qui portent sur le physique le cachet de la santé; mais nous ne tenons compte de ces particularités individuelles qu'à titre de causes prédisposantes de la mucite génitale, qui l'entretiennent dès qu'elle existe, et qui sont susceptibles de retarder la guérison : nous remarquons donc encore ici une irritation locale déterminée par un agent qui joint ses forces à la mauvaise disposition de l'économie et à l'irritabilité prononcée de la muqueuse génitale; le flux est donc toujours

inhérent à l'irritation locale de celle-ci : d'ailleurs, que la mucite soit occasionée par la
constitution seule, qui comprend dans son ordre de dérangement général celui de la muqueuse utérine ou vaginale, ou des deux en
même temps, toujours est-il qu'elle est due
à une cause qui a fini par agir localement.
Il ne faudra pas perdre de vue cette modi-
fication économique dans le traitement, afin
d'arriver plus sûrement et plus promptement
au but voulu.

Ce que nous avons dit de la mucite génito-
sexuelle constitutionnelle s'applique à l'héréditaire : seulement ici l'idiosyncrase générale et
l'irritabilité locale sont dues à celles puisées dans
le sein d'une mère valétudinaire et sujette à la
mucite génitale, tandis que dans le premier cas
elle est relative à la personne qui en est atteinte
et acquise pendant la vie : par exemple, une personne naît de parens très-sains, elle est elle-
même très-bien portante dans ses années d'enfance, sa santé ne peut-elle pas se détériorer,
se délabrer sous l'empire de causes quelconques,
au point de cimenter la base d'une chétive cons-

titution pour un enfant auquel elle donnera le jour, et par cela même lui transmettre le germe d'une ou de plusieurs maladies qui ne se fussent pas développées ou se fussent développées moins facilement s'il n'y eût eu cette prédisposition innée? En résumé, nous n'admettons que des prédispositions, et ne voulons pas que, parce qu'un enfant serait né de parens valétudinaires, il doive inévitablement, tôt ou tard, comme étant bâti du même limon, hériter de la même ou des mêmes maladies, et nous pensons que sa constitution pouvant être favorablement modifiée, peut lui faire éviter cette même ou ces mêmes maladies, surtout si des écarts de régime, de conduite ou autres causes accidentelles y donnèrent naissance.

Notre honorable confrère Bricheteau croit pouvoir remplacer avec avantage la distribution en espèces de M. Blatin, par des dénominations de : 1° constitutionnelle; 2° accidentelle; 3° succédanée; 4° syphilitique; 5° critique. Nous respectons infiniment ses opinions, mais nous ne pouvons nous empêcher de lui opposer nos objections. Nous renvoyons donc toutes ces espèces, ainsi que celles de l'estimable docteur Lagneau, et d'autres ayant mêmes sentimens, à l'irritation locale primitive ou secondaire : nous nous croyons assez compris pour qu'il soit inutile de nous étendre davantage.

On ne devra pas confondre avec une mucite génitale l'écoulement muqueux albuminiforme, quelquefois rosé, qui suinte de la vulve dans des idées lascives ou au moment de belle disposition au coït; ni celui des enfans au sortir du sein de la mère et peu de temps après : ici, c'est une sécrétion muqueuse propre aux filles nouvellement nées, un résultat de fonctions, de même que celui qui lubrifie constamment le vagin dans l'état normal; là un résultat de surexcitation lubrique.

Quant à cette sécrétion peu abondante, épaisse, non filandreuse et d'un blanc crémeux, elle n'est que la conséquence d'une espèce d'habitude qu'a contractée la membrane à la suite d'une irritation prolongée, ou d'une phlegmasie aiguë ou chronique; elle ne fait éprouver ni douleur ni prurit, et ne dérange en rien l'activité des fonctions économiques : nonobstant ce, on y attachera l'importance que réclame un objet de malpropreté susceptible de donner lieu à une mucite génitale plus ou moins sérieuse, si l'on n'y prêtait attention.

Il est un écoulement mucoso-séreux, résultat de la combinaison de la mucosité morbide utéro-vaginale avec la sécrétion séreuse péritonéale, prenant cours par le point de correspondance existant entre le péritoine et la matrice; ce flux se manifeste quelquefois par torrens, surtout le matin au réveil; il est ordinairement abondant : sa saveur est très salée (au moins dans la majeure partie des cas). Bien que fréquemment libre de trace inflammatoire, il est éminemment réactionnaire, jette l'économie dans l'apathie, dans le plus grand abattement et dans l'épuisement des forces tant physiques que morales ; il amène à cette maigreur marasmatique qui touche de si près aux portes du trépas : souvent il renferme bon nombre de globules diaphanes qui, comprimés, laissent échapper un fluide volatilisable aériforme. Ce dernier ne serait-il pas dû à l'air atmosphérique qui, introduit dans le vagin, en parcourt la filière, ainsi que celle de l'utérus, et s'incorpore à la matière que sécrète la muqueuse dont ils sont tapissés? Ne proviendrait-il pas encore de la cavité abdominale par le ministère précité? Des auteurs, en outre, ne soutiennent-ils pas avoir vu les membranes séreuses et muqueuses transsuder des gaz ? Ce sont là, toutefois, des questions à résoudre. Ces trois suppositions nous paraissent admissibles.

Que dire du système des animalculistes! Leur dérisoire échafaudage ne s'écroule-t-il pas assez de lui-même? Il n'est permis qu'à ceux qui n'ont aucune idée de l'organisation humaine et de la médecine physiologique de penser que de petits animaux forment le tissu de nos organes, et sont la cause des maladies quand ils entrent en fureur sous une influence quelconque.

Par la définition de variété de siége, on comprend intelligiblement que l'inflammation affecte,

Ou la membrane muqueuse de la matrice (mucite utérine),

Ou celle du vagin (mucite vaginale),

Ou l'une et l'autre en même temps (mucite utéro-vaginale).

Le genre (aigu ou chronique) sera désigné d'après les symptômes caractéristiques de la maladie, et, conséquemment, appliqué aux dénominations.

COMPLICATIONS.

Elles sont nombreuses et se partagent en trois ordres, qui sont : 1° les complications locales — engorgemens prononcés, excoriations, abcès, ulcères, végétations, fongosités, squirrhes, gangrène, cancers, polypes, chute et déviations de matrice, inflammations parenchymateuses et déchirures de son tissu ou de celui

du vagin ; 2° les complications générales—l'a-
trophie, l'atonie, les différentes fièvres ; 3° les
complications par lésion des systèmes cutané,
pulmonaire, circulatoire, gastrique, nerveux :
elles devront être prises en considération dans le
traitement.

DIAGNOSTIC (1).

Le diagnostic consiste à établir une ligne de
démarcation entre le genre mucite génito-sexuelle
chronique et les maladies dont les symptômes ont
avec lui quelque analogie dans leur ensemble :
nous ne nous occuperons pas à distinguer entre elles les espèces désignées, puisque, par un
succinct et sain raisonnement, nous les avons
toutes réfutées et rapportées à l'irritation locale,
soit primitive, soit consécutive.

Les maladies qui offrent des difficultés dans le
diagnostic à établir entre elles et la mucite génito-
sexuelle sont principalement le cancer—*Suppurati*

---

(1) De διά, entre, et de γνώσκω, je connais — distinction des maladies.

autem hæc sunt, nimirum quòd infimum ventrem acerbus occupet dolor, ac in eum vehemens pulsatio cadat ; quod etiam mulier admotam alterius manum non sustineat (HIPP.) et l'abcès, surtout dans leurs premiers degrés; mais on reconnaît bien vite le premier aux symptômes de sa troisième période; car, outre une chaleur insolite de tout le corps, et notamment de la paume des mains; outre les pertes abondantes, la difficulté douloureuse de l'excrétion urinaire et fécale, l'aridité de la peau, l'aspect terreux de la physionomie, la tristesse involontaire, la misanthropie bien caractérisée, l'air de consternation et les ravages de la fièvre hectique, les suers nocturnes colliquatives, les convulsions et l'œdématie, la malade éprouve des douleurs atroces au col de l'utérus, et qui répondent au pubis. Une sensation de dilacération s'irradie vers les aines, les hanches, les lombes, les grandes lèvres, la partie supérieure et interne des cuisses; il y a écoulement de l'ichor, fluide très-fétide (*sui generis*) diversement coloré, souvent brunâtre, accompagné de caillots de sang très noir, et de fragmens cancéreux, débris de la destruction du col ou d'autres parties de la matrice et quelquefois du vagin ; fréquemment le rectum et la vessie sont perforés, ce qui donne passage aux excrémens et à l'urine, par la filière vaginale. Le toucher distingue le ramollissement, l'induration squirrheuse, l'ulcération et la destruction : le *speculum uteri* est d'une très-grande utilité, tant dans ce cas que dans tous les autres qui pourraient en imposer.

La marche de l'abcès est assez régulière : d'abord, chaleur et douleur pendant quelques jours, puis, douleur pulsative qui devient gravative dans un point fixe; sensation de grosseur et de compression à l'utérus; douleur diminuant graduellement, cessation des battemens, frissons vagues et écoulement purulent, souvent subitement et en masse. Le fluide de l'abcès est du pus; celui de la mucite est une matière mucoso-purulente. Versé dans l'eau, le pus se précipite, s'y divise et s'y dissout, tandis que le mucus purulent surnage, forme des filamens, des flocons et des stries : néanmoins, il est très facile de s'y méprendre, surtout lorsqu'il y a complication ; car, alors, les matières ont eu le temps de se mêler au point de former amalgame.

Il est à regretter que nombre de médecins, célèbres d'ailleurs, se soient en vain mis l'esprit à la torture, à l'égard des différences qu'ils cherchèrent à établir entre la mucite génitale produite par le virus (1) syphilitique et celle

---

(1) En vain les anti-putrides et les anti-septiques furent-ils mis à contribution dans l'espoir de neutraliser l'action contagieuse du virus syphilitique, car tous échouèrent, et des prétendus préservatifs qui doivent mériter le plus de confiance, les corps gras tiennent le premier rang ; certains d'entre eux méritent même la préférence : tels sont ceux privés de parties aqueuses. Le beurre, par exemple, contenant beaucoup de liquide séreux, sera inférieur à l'axonge de porc, et celui-ci à l'huile, qui peut oindre plus facilement et plus uniformément. L'onction devra être faite dans le moment de l'érection, vu que les bouches des vaisseaux absorbans sont alors plus dilatées, que les rides de la muqueuse sont plus distendues et souvent effacées : la surface du gland, le prépuce (tant extérieurement qu'intérieurement), l'issue du canal de l'urètre et le frein de la verge, puis, la totalité du membre viril et la peau des testicules en seront légèrement frictionnées.

Le ruban, dit capote anglaise, n'est pas sans inconvéniens, puisqu'il peut être plus faible dans un endroit que dans un autre, et crever au moment où on s'y attend le

7.

partant d'autre cause; les conséquences qu'ils ti-
rèrent de sa couleur, de son odeur, de sa den-
sité —*Fluor albus non gallicus est viscidus; at
gallicus fluor non est viscidus, sed tenuis et
serosus planè* (Pitcarn) de sa quantité, de sa

---

moins, surtout lors d'une secousse délirante un peu
brusque; qu'il peut être percé de petits trous imperceptibles à l'œil scrutateur, et qui ne donnent passage qu'à
l'air en soufflant dedans, manière de s'assurer s'il est intact, mais que l'on emploie trop imprudemment, qui ne
laisse pas que d'être répugnante, et que nous ne devons
nullement conseiller, vu que cette enveloppe est particulièrement celle qu'offrent les filles de joie, ayant déjà
servi quelquefois, et n'ayant été que passée simplement
à l'eau (en raison de sa très fine texture) est susceptible
de transmettre l'infection aux lèvres : n'arrive-t-il pas
encore qu'elle recèle plus ou moins de matière morbi-
fique ayant été tenue par des mains impures !

Que l'on use de ces indications ou non, il est toujours
nécessaire d'uriner au sortir des rapports lubriques, et
de se laver à l'eau froide, chlorurée ou vinaigrée, ou
chargée de savon ; mais on ne devra jamais braver une
vérole évidente, à l'aide de ces moyens, car on se berce-
rait souvent d'une perfide sécurité, et nous ne les signa-
lons qu'à titre de précautions bonnes à prendre en cas de
doute. Nous voudrions pouvoir rendre un service à l'humanité; mais, hâtons-nous de l'avouer, la médecine est
absolument pauvre sur ce point !

cessation pendant les menstrues — *fluor albus*, *et gonorrhœa gallica, adeo similibus stipantur symptomatibus, ut quisquis medicorum ferè semper decipiatur in illorum diagnosi, præsertim cum mulierculæ verecundiâ perfusæ, gonorrhœam per impurum scortum contractam fluoribus uterinis mentiantur. Ne succedant in posterum incommoda, dabo signum infallibile tales morbos ad invicem distinguendi. Pete a muliere an superveniente menstruo sanguinis fluxu, perseverat quoque eodem tempore fluor ille albæ materiæ : si dicat quod sic, significato eidem quod morbus a quo divexatur, sit gonorrhœa gallica. Si vero durante menstruatione, fluor albus evanescat, et, eâdem finitâ, denuò regrediatur, pro certo habeas mulierem fluore albo uterino laborare. Cætera signa fallunt, hoc verò constans est, et mulierum dolum apertè deludit* (BAGLIVI). — *Nos contrà, in misellâ muliere utrumque simul fluere observavimus et saniosa excretio per muliebrem fluorem adeo fœda erat ut nullus esset ferendo* (BAILLOU), et du point m lade *si quidem meatûs urinarii exitum circumsistentes partes, mucosâ quâdam materiâ*

obsesas, ac interdum exulceratas reperies (DE-
GRAAF), découlent toutes d'observations spécieuses,
et ne peuvent qu'induire en erreur.

Judicieusement défiant des limites que tracè-
rent Degraaf, Charleton, Pitcarn, Astruc, Baglivi, Raymond, Fernel, Levret, Mercatus, Ro-
déricus, Primérosius, Paré, Moriceau, Van-Swiéten
et leurs partisans, étayés de fallacieux raison-
nemens, le médecin, pénétré de l'importance de
son ministère, voudra fixer un diagnostic moins
abusif : aussi, avant d'entrer dans ce vaste champ
de difficultés, il aura soin de recueillir ses sens,
de polir ses questions par ces dehors civils qui,
loin d'alarmer et d'offenser la pudeur, persua-
dent les esprits, calment les susceptibilités, et
de ne se prononcer qu'avec réserve une fois le
fait avéré : car, que de femmes se croient per-
dues, venant à apprendre que le fléau destructeur couve et fermente, et notamment lorsqu'il
est démasqué de manière à ne plus laisser dou-
ter de son existence ! Mieux vaut, sans contredit, le leur taire, si, pleines de confiance, elles
se soumettent entièrement aux prescriptions que
nécessite un tel état, et, il n'y aurait qu'autant

que percerait l'insouciance ; qu'il deviendrait indispensable de rompre le silence, de déloger l'ennemi de sa retraite, en le révélant tout hideux de ses conséquences futures. Une décente adresse sera encore du domaine des fonctions du médecin : que de femmes, en effet, naturellement versées dans l'art de feindre et mues par un amour-propre irréfléchi, ou par d'autres raisons plus ou moins dérisoires, emploient près de lui ce talent particulier qu'elles ont d'en imposer aux gens du monde, afin de fasciner ses yeux pénétrans, et cherchent de la sorte à voiler de mystérieux rapports, de la connaissance desquels jaillirait souvent un jour éclatant sur la cause de la maladie ! A de tortueux détours, à ces piéges habilement tendus pour surprendre sa perspicacité et sa bonne foi, ébranler sa persévérance et même toucher son cœur, il sera urgent, disons-nous, qu'il agisse d'honnêtes et de prudentes représailles.

Ce ne seront guère ces courtisanes déhontées, vouées à la voracité crapuleuse, qui opposeront de déconcertantes entraves à son investigation ; lorsque certaines réparties lui paraîtront suspec-

tes, que de plausibles motifs éveilleront ses soupçons, mais bien celles près desquelles aborder la
partie morale est déjà une épineuse tâche à remplir; celles encore qui malicieusement s'ébourif-
fent et se gendarment aux moindres propositions,
pertinemment convaincues que de l'examen des
organes génitaux ne tarderait pas à sortir la vérité qu'elles s'efforcent de cacher autant que possible; loin de nous, toutefois, d'avancer que
nous tirons des inductions certaines de l'inspection des génitoires; mais elle permet, au moins,
de juger si d'autres symptômes patens de syphilis s'y
rencontrent, et à quel point s'étend l'état morbide.

Ici, nos fillettes de mesquine vertu, qui, bien
que vivant sous l'aile maternelle, se sont furtive-
ment glissées près d'un volage amant et livrées
aux résultats d'une passion banale; là, ces
novices éduquées qui, à peine échappées du cou-
vent, se sont rappelé leur inclination enfantine,
alors abritée d'une innocence pure, et aveuglément abandonnées aux écarts d'un malin sé-
ducteur ou bien ont trouvé, au sein des sociétés,
l'appât décevant d'un amour empoisonné; ici,
ces petites-maîtresses du prétendu bon ton, qui,

par leurs grimaces minaudières, s'étudient à se
rendre plus intéressantes et plus délicates aux
yeux d'une foule d'adorateurs et finissent par
s'humaniser, par oublier l'univers dans les bras
de quelques privilégiés ; là, cette odieuse Circé,
cette perfide épouse, qui, filant un criminel
commerce, enivre son trop crédule mari de
tendres caresses, de paroles aimables, et lui fait
avaler à longs traits la coupe d'amertume : toutes,
après s'être exposées, par un coït impur, à
l'infernal mal dont nous gratifia l'escorte de
Christophe Colomb, sont intéressées, pour leur
honneur, à se dire atteintes d'une simple mucite :
qu'elles se pénètrent d'une vérité, c'est que le
médecin est un dépositaire sacré, dans le sein
duquel restent enfouies toutes révélations quelles
qu'elles soient, dès qu'elles y ont été versées ; elles
sont pour lui l'objet d'un inviolable secret !!!
Ne venez donc pas subtiliser notre religion,
femmes repentantes ou non ; faites abnégation
de toute supercherie : armez-vous, disons-nous,
d'une candide franchise !!!

SIÉGE.

Les anciens, dont nous tenons d'innombrables compilations sur la mucite génito-sexuelle, se jetèrent, la plupart, dans le sentier trop commun de l'erreur hypothétique, en essayant à fixer son siége.

L'opinion la plus surannée, la plus absurde de toutes, est celle qui compare l'utérus à un cloaque où vont se perdre les égouts d'une ville —*Uterum non modo ad conceptionem mulieribus indidit, verum etiam ad earumdem repurgationem, ita ut velut sentinam quamdam, eumdem infrà collocarit, quò totius corporis impuritates facilius confluere valerint* (Hipp. (1); ainsi, les auteurs qui l'ont émise, nous disent que le cerveau, les poumons, le foie, la rate, etc., sont indubitablement, tour à tour, la source de la matière mucique, et, qu'ensuite, certaines voies,

---

(1) De son avis sont : Galien, Trincavelle, Massarias, Donatus, Arétée, Oribase, Baillou, Rivière, Mercatus, Vidusvidius, etc., etc.

comme le canal vertébral, les nerfs, les vaisseaux, le péritoine, la transportent à la matrice, receptacle, selon eux, des impuretés du corps — *Illud recrementum inesse in venoso genere, et ejus ex eodem fieri eructationem, nervos solis æthereis corporibus esse pervios* (HECHSTETERUS) — *sedes hujus mali est omnino uterus......... nil itaque est dubii quin per eadem vasa, vias et poros fluxus materiæ mucidæ contingat, è quibus ipse sanguis menstruus fertur* (HOFFMANN.)

D'autres, peut-être moins aveugles, c'est-à-dire se rapprochant davantage du sens de la vérité, quant au point de localité, réfèrent le siége de cette maladie dans les vaisseaux qui versent le sang menstruel; d'autres le trouvent, pourvus d'un jugement plus sain, dans les orifices glandulaires qu'offrent le col de la matrice et sa cavité (1) : cette opinion pèche, en limitant trop le point malade, vu que toutes les parties de la membrane interne utéro-vaginale peuvent devenir le siége

______

(1) Hornius, Degraaf, Verrheyen, Séverin Pineau, etc., etc.

de cette affection (1). Nous savons que son tissu est parsemé de cryptes muqueux, tous étant indistinctement susceptibles d'être irrités et enflammés, et de donner conséquemment lieu à la sécrétion morbide.

INVESTIGATION.

On est revenu de ces idées insoutenables qui plaçaient le siége de l'écoulement mucique, hors des organes génitaux : ce que nous avons dit plus haut suffit pour démontrer le vide d'une telle assertion, aussi ne nous amuserons-nous pas davantage à les combattre, et nous bornerons-nous à indiquer les moyens propres aux recherches pathologiques de la membrane muqueuse utérine et vaginale, puisque c'est elle, elle malade, qui sécrète la matière puriforme déguisée sous le galant titre de fleurs blanches.

Des inductions précises seront tirées de la

---

(1) Charleton, Bonet, Doleus, Schneider, Boëhmer, Morgagni et Blatin partagent cette opinion.

vue, du toucher et du tamponnement : les symptômes feront le reste.

Dans les deux premiers cas, il sera bon que
la femme soit horizontalement couchée sur le dos,
les cuisses étant fléchies sur les côtés du ventre
et les jambes sur les cuisses ; alors, l'homme de
l'art sépare les grandes et petites lèvres, écarte
les caroncules myrtiformes, et cherche à lire le
plus avant possible ; mais sa vue ne pouvant pénétrer qu'à un pouce environ au dedans du vagin,
si celui-ci n'est absolument renversé et si le col de
l'utérus ne proémine pas en deçà de la vulve, il
est obligé de limiter son examen aux parties externes de la génération et à l'orifice du canal de
l'urèthre. Le *speculum uteri* et le doigt indicateur
subviennent à telle insuffisance : le premier, en
effet, distend les parois vaginales, et permet de
voir ; le second touche et explore. A l'aide de
ces procédés, rien d'étonnant que l'on découvre
le degré de dilatation du museau de tanche, les
diverses positions de la matrice, la phlogose,
les lésions et les dégénérescences locales : or, le
museau de tanche est-il béant, raison pour croire
que la matrice est le siége de la mucite, quand

le flux des règles, un fœtus ou une tumeur n'occasione pas cet état. La membrane muqueuse vaginale est-elle d'un rouge vif, tuméfiée, douloureuse ou ulcérée etc. dans l'un de ses points ou dans toute son étendue! nul doute que le vagin est affecté : ces deux cas s'observent-ils, qu'il y a complication utéro-vaginale.

Prévenu contre le tamponnement que conseilla Chambon de Montaux, Blatin s'exprime en ces termes : « Le tamponnement agit ici comme tous les corps étrangers sur les membranes muqueuses ; il détermine une sécrétion plus abondante dans toutes les parties avec lesquelles il est en contact , de façon que cette sécrétion déterminée se confond avec celle qui provient d'un état maladif. Ce moyen a ensuite le défaut des mèches que l'on employait autrefois pour reconnaître l'orifice interne des fistules à l'anus : ou le tampon s'applique trop exactement, alors la sécrétion ne peut se faire ; ou, ce qui est plus ordinaire, il remplit exactement les deux extrémités du vagin, qui sont beaucoup moins amples que sa partie moyenne qu'il ne peut toucher: alors ce moyen est inutile. D'ailleurs, en introduisant un tampon, si l'on n'a pas, avant, exactement essuyé le vagin, le fluide qui en occupe la paroi postérieure , imbibant ce tampon, fera croire que cette paroi est le siége de la leucorrhée : c'est donc un moyen fallacieux sur lequel on ne peut compter. »

Ces conséquences défavorables de l'usage du tampon nous semblent exagérées.

1. Il tombe sous le sens qu'un tampon, appliqué à la surface de la membrane muqueuse enflammée, devra augmenter l'inflammation et la sécrétion, vu qu'il agira comme irritant; mais, cela prouvera qu'il aura été en contact avec le point affecté, tandis que les autres pourront être très-sains. Quant à l'augmentation accidentelle de l'écoulement, elle ne devra être d'aucune importance, puisqu'il ne s'agira pas de calculer la quantité de la matière, mais plutôt de reconnaître la partie lésée. Si au contraire le tampon reposait sur un endroit qui fût au-dessus ou au-dessous de celui enflammé, il n'agirait là que comme sur-existant, et non de manière à déterminer subitement inflammation et suppuration : il ne serait donc pas cause d'erreur. Le cas le plus épineux, serait celui dans lequel

tout le vagin se trouverait affecté, car, alors, on rencontrerait partout de la sécrétion, et, sous ce rapport, on ne pourrait attester d'où elle partirait, quoique d'un autre côté, cependant, l'inflammation paraissant être générale, on ne serait nullement tenu à de plus amples recherches.

2° On obviera à la compression de la membrane et à l'obstacle qu'éprouverait l'écoulement par la présence d'un trop gros et trop dur tampon, en le composant de linge vieux et doux, et en le faisant de dimension propre à lui permettre de voyager sans frotter dommageablement les parties; il ne sera donc pas de grosseur à remplir tout le tube et à le comprimer fortement: d'ailleurs, il n'y aurait, à la rigueur, que la partie malade avec laquelle il serait en contact, qui souffrirait momentanément de sa présence.

On l'amincirait en l'introduisant, puis il serait refoulé sur lui-même, par l'index porté dans le rectum, au niveau de la profondeur du point auquel il serait destiné.

3° Le tampon placé dans l'intention de découvrir l'endroit d'où s'écoule la mucosité purulente,

est ordinairement imbibé dès son entrée, surtout
quand elle est abondante; on devra lui en faire
succéder un second, puis un troisième s'il est besoin, remontant fur à mesure vers le col utérin, où,
une fois arrivé, si le vagin se trouve à sec par
l'absorption des tampons qui l'auront essuyé en
franchissant sa filière, on attendra quelques mi-
nutes; après quoi, si nul écoulement n'a lieu en
comprimant le périnée d'arrière en avant, on ju-
gera qu'il ne provient que de la matrice, admettant, toutefois, qu'un flux se montre en retirant ce
même tampon, qui devra en être pénétré: en effet,
le liquide obéissant alors aux lois de la pesanteur,
sort tout-à-coup en oignant toute la filière vaginale,
et se fait jour plus ou moins abondamment au dehors.

Lorsqu'il y a mucite utérine et vaginale, et que
le tampon se trouve appliqué au col de la matrice,
la sécrétion vaginale existant, l'écoulement s'en
opère à l'aide du doigt, comme nous venons de
l'indiquer.

Dans tous les cas d'application du tampon, on
devra s'attendre à beaucoup de difficultés, et il sera
urgent d'y procéder avec douceur et patience; on

ne se hasardera pas à l'employer chez une fille qui n'aurait point été déflorée : on conçoit le motif de ce précepte.

L'inspection cadavérique récente, au moyen de l'instrument tranchant, met la matrice et ses annexes à nu ; on pénètre du dehors au dedans et l'on reconnaît les différentes traces d'état pathologique : — boursouflement, ulcères, polypes, végétations, vaisseaux variqueux, squirrhes, etc.

Il est rare qu'une femme enceinte ne soit pas atteinte de mucite génitale, puisque nous avons démontré que la grossesse en est une cause énergique ; mais la mucite utérine se remarque moins souvent dans les premiers mois, vu que le travail est modéré et que l'orifice de la matrice se trouve presque oblitéré ; plus, au contraire, on approche du terme de la gestation, plus il y a souffrance et plus le col se dilate. Quand donc il y a mucite utérine, l'écoulement fuse entre la muqueuse et les membranes fœtales qui pèsent dessus. Pour la mucite vaginale, elle s'observe presque constamment.

SYMPTOMES PARTICULIERS.

Il faut que les caractères de la maladie soient bien saillans, pour que l'on puisse distinguer quel est celui des deux ou de l'utérus ou du vagin qui en est le siége : matrice — douleur gravative à l'intérieur, entre le pubis et le nombril, qui se propage dans les reins, dans les grandes lèvres et à la partie supérieure et interne des cuisses; vagin — sensation d'incandescence et d'ardeur dans sa filière, coït douloureux, cuissons, pesanteurs au périnée, fréquentes envies d'uriner, etc. avec absence des ci-dessus : la réunion de ces deux ordres accuse une mucite utéro-vaginale. Une mucite uréthrale ou vésicale, ou vésico-uréthrale, pourrait faire commettre des bévues, la mucosité purulente bavant au long de la vulve, quand le vagin serait intact : la mucite rectale serait également susceptible d'induire en erreur, sa matière sécrétée venant baigner et l'anus et le périnée et la commissure inférieure de la vulve. Ces dernières seront faciles à distinguer des deux autres.

8.

PRONOSTIC (1).

Par les désordres superficiels dont elles s'accompagnent, plusieurs affections (2) sont d'un aspect horrible aux personnes du monde et à celles de l'art qui les observent pour la première fois, et donnent, dans beaucoup d'occasions, naissance à des craintes exagérées; la mucite génito-sexuelle, au contraire, sous une apparence bénigne, inspire souvent une perfide sécurité : tel finit par s'écrouler un vaste édifice, dont la cime se perd dans les nues et que mine en ses fondemens une source non redoutée!

Généralement, on se méfie peu d'une maladie qui s'achemine à pas lents, bien que, d'ailleurs, elle ronge tacitement les cordes de l'harmonie vitale, mais il arrive un temps à partir duquel on se voit chaque jour dépérir; on suppose, alors, quelque ennemi caché; on s'engage dans nombre

---

(1) Jugement que l'on porte sur les conséquences futures d'une maladie, sur sa durée et sa terminaison heureuse ou fatale.

(2) Des maladies nerveuses — hystérie, etc.

de sentiers tortueux; on tombe de subtilités en subtilités, pour déchiffrer l'énigme : on cherche alors, disons-nous, à sonder l'inextricable labyrinthe de l'organisation, pour la forcer à révéler ses secrets sur la cause infaillible d'un mal déjà trop invétéré.

Le pronostic des médecins de l'antiquité était tout-à-fait désespérant; leur bouche ne prononçait que sentences de mauvais présage : ils citent peu de guérisons : — *Hic affectus curatu est difficilis, non tantum sui ratione, quòd in uterum tanquam in sentinam totius corporis muliebris, universa confluere soleat eluvies ; quòd pars sit naturâ debilis; quòd situm inferum habeat; quòd in ipsum multa terminentur vasa; deniquè quòd per ipsum effluxus fieri soleant* (PARÉ). — *Quod fluoris curationem concernit, hic sœpius imprimis si inveteratus est, reverà scandalum est medicorum, et non obstantibus omnibus, etiam optimis remediis exhibitis, pertinaciter durat* (NEUTER).

Se méprenaient-ils sur le genre de maladie ? La mucite génito-sexuelle avait-elle un caractère plus tenace ; ses complications étaient-elles plus fréquentes et plus nombreuses? La combattaientils à temps ou attendaient-ils qu'elle eût étendu ses ravages ? D'un autre côté, la science, à ces époques, était moins avancée qu'elle ne l'est aujourd'hui ; car, si l'on a soin d'y opposer avec persévérance les armes en notre pouvoir, on parvient à triompher des obstacles et on rend à la société des êtres destinés à en former l'aliment et le charme, et qui, sans cela, eussent été les déplorables victimes d'une négligence condamnable.

La mucite génito-sexuelle simple, récente et peu abondante ne tarde pas à céder à des soins bien administrés, surtout si la femme est jeune et douée d'une heureuse complexion.

La mucite génito-sexuelle chronique, donnant cours à un flux ruineux, est d'autant plus opiniâtre, que la malade, jeune ou vieille, joint à une pauvre constitution, un caractère naturellement sombre et mélancolique.

Les mucites génito-sexuelles récentes et chroniques, produites ou entretenues par une dégénérescence ou autre lésion profonde du tissu génital, et notamment du tissu utérin ou ovarien ; celles dites héréditaires et constitutionnelles ;

celles inhérentes à la chlorose (1), aux affections herpétiques (2) invétérées, à la cachéxie scrofuleuse, scorbutique, cancéreuse, vénérienne, ou au rachitis (3), sont des plus rebelles et font des progrès alarmans, tant que ces causes premières ou de complication sont inamovibles.

La mucite génito-sexuelle occasionée par un coït impur, est fâcheuse, en ce qu'elle est essentiel-

---

(1) De χλωρός, vert, qui tire sur le vert. — Maladie du sexe, caractérisée par la coloration pâle, puis verdâtre de la peau, accompagnée de langueur générale, d'accidens nerveux, de troubles dans la menstruation, dans les digestions et les autres fonctions organiques : elle se manifeste principalement chez les filles non ou mal réglées, et chez les veuves.

(2) Dartreuses.

(3) ῥαχίτις, de ῥαχίς, épine. — Déviation partielle ou générale du système osseux, particulièrement de la colonne vertébrale, des côtes et du sternum : la tête, les articulations et le ventre sont très-volumineux; l'intelligence est très-développée, aussi les bossus ont-ils d'heureuses saillies, de ces réparties promptes et adroites, une loquacité intarissable et pleine de sel : la contractilité musculaire jouit de peu d'énergie, et la maigreur de leurs membres paraît d'autant mieux, qu'ils sont ordinairement très-longs, comparativement à ceux des hommes proportionnément bâtis. Du reste, les rachitiques ont un facies, une allure et des manières qui leur sont propres.

lement contagieuse; qu'elle peut infecter l'éco_
nomie entière, et se compliquer de toute la milice
syphylitique.

La mucite génito-sexuelle chronique des femmes
très avancées en âge, est considérée comme in-
curable, et il est souvent nuisible de la guérir :—
*Fluor hic in senioribus propè incurabilis est, et
eas usquè ad mortem comitatur* (HIPP.)— *Est
prudentis hominis, primum eum qui servari non
potest, non attingere, ne videatur occidisse quem
sors ipsius interemit* (CELSE.)

EFFETS

DE LA

MUCITE GÉNITO-SEXUELLE CHRONIQUE.

On conçoit facilement que l'irritation continuelle de la muqueuse génitale doive donner lieu
aux lésions profondes signalées dans plusieurs cha-
pitres, et il faut qu'il y ait mauvaise foi, aveugle-
ment ou démence, chez ceux qui soutiennent que
la mucite génito-sexuelle chronique n'est d'aucune
importance : c'est argumenter contre la saine rai-

son, contre l'évidence de faits malheureusement trop communs! Ceux-là peuvent tout nier, qui nient l'existence des graves conséquences de cette maladie! Femmes, que de peines ne vous tressez-vous pas, en dormant de cette quiétude qu'enfante l'ignorance paradoxale de gens qui vous entourent!....

Non seulement la mucité génito-sexuelle chronique détermine de redoutables altérations locales, mais encore des affections de systèmes, telles que la perversion des fonctions des voies digestives, aériennes et circulatoires; des facultés intellectuelles et sensoriales, etc...; la phthisie pulmonaire, des épanchemens séreux dans les cavités splanchniques, etc., en sont fréquemment la suite. N'est-ce pas à elle qu'est due la plupart des ophthalmies des nouveau-nés? Rien de plus ordinaire, en plus, que de voir les femmes habituellement soumises à cet état morbide, mettre au monde des enfans maigres et chétifs, ou qui, bien qu'offrant toute l'apparence d'une santé florissante, n'en sont pas moins destinés à devenir rachitiques. — *Tales autem fœminæ, pariunt plerùmque infantes crassos, pingues, robustos, et hi manent tales per plures menses; posteà verò emaciuntur, lasci fiunt, et membra pendula gerunt; tandem sequitur pessima rachitis, quæ rarò hucusque sanari potuit.* (STORCK.)

A. La sécrétion mucoso-purulente de la mucite génito-sexuelle chronique revêt quelquefois un tel caractère d'âcreté, qu'il en résulte, dans les rapports intimes, des inflammations de l'urèthre, du gland et du prépuce, et des excoriations des mêmes parties, ainsi que de la peau de la verge et des testicules : ce qui fait que, souvent, des maris accablent d'injustes soupçons, outragent et incriminent des femmes d'une innocence pure ; ce qui fait aussi que, certaines démoralisées, profitant de la connaissance de ces propriétés pour ainsi dire corrosives, rejettent sur une simple mucite génitale, les conséquences d'une affection qu'elles savent pertinemment être de nature vénérienne. Plusieurs nations, jadis, abominaient la conjonction avec les femmes atteintes de mucite génitale, parce qu'on s'était aperçu que, souvent, peu de temps après qu'ils s'y étaient livrés, il survenait chez les hommes un écoulement puriforme du canal de l'urèthre, susceptible de se transmettre par le coït.

B. La sécrétion mucoso-purulente de la mucite génito-sexuelle aiguë, portée à son summum d'intensité, détermine presque constamment l'inflammation de toute membrane muqueuse avec laquelle elle est en contact : ainsi, une femme en proie à la mucite génitale aiguë, pourrait être fort saine d'ailleurs; elle pourrait, disons-nous, ne pas être infectée de la vérole, et, cependant, compromettre par la cohabitation l'état normal de la membrane muqueuse qui tapisse l'intérieur du membre viril, le gland et le prépuce. Dans tel cas, serait donc coupable d'injure envers la femme, quiconque l'accuserait ignominieusement, quiconque la couvrirait d'infamie, par cela seul qu'il se serait développé chez lui, à la suite du coït, ce que l'on nomme vulgairement gonorrhée, blennorrhagie, échauffement, chaude-pisse, etc.!!

L'oracle de Cos et d'autres auteurs prétendent que la mucite génitale chronique frappe de stérilité les femmes qui en sont atteintes, et que, si par hasard elles engendrent, elles ne peuvent amener à terme l'œuf humain. — *Quœ per humidos habent uteros gravidari nequeunt, extinguitur enim in eis genitura* : ils pensent que la semence est noyée par la quantité de l'écoulement, et que sa faculté fécondante est pervertie. Admettant que ce raisonnement ait son mérite, il ne devrait être applicable qu'à la mucite utérine; car, dans le cas où la muqueuse vaginale serait seule malade, ce ne serait pas un obstacle à la conception, puisque, dans le coït utile, le pénis franchit nécessairement toute la filière du vagin, vient aboutir à l'orifice utérin, dans lequel se fait l'éjaculation spermatique. Il s'agirait, en outre, de savoir bien positivement, si la fécondation ovarienne a lieu par suite de l'absorption du matériel de la semence ou uniquement de sa vapeur (*ora seminalis*); car, dans cette dernière hypothèse, il ne pourrait y avoir mélange : l'écoulement mucique n'aurait donc aucune action neutralisante sur cette partie volatile, et ne s'opposerait en rien au but de la nature!

La génération est encore un mystère que l'on ne pourra sans doute pénétrer de longtemps; c'est le dédale de nos connaissances actuelles, un chaos dont on ne peut se dépêtrer, une fois que l'on s'y est engagé : il serait à désirer que de nouvelles recherches fussent couronnées de succès et déchirassent le voile épais qui masque son admirable mécanisme ! ce serait alors avec joie, qu'à cet égard, nous pourrions effacer ces mots : -

En vain tu veux chercher la nature en son sein
. . . . Arrête, téméraire,
Nul de vous n'entrera jusqu'en mon sanctuaire.

Le malaise continuel qui les excède, les souffrances locales et générales qui les accablent, la maigreur et l'épuisement, sont autant de causes qui rendent suffisamment compte, sans doute, et de la satiété des plaisirs de Vénus, chez les femmes minées par la mucite génitale chronique, et de leur peu d'aptitude à la fécondité, et enfin des fausses-couches auxquelles elles sont sujettes, pour qu'il nous soit permis de nous arrêter ici.

SUPPRESSION.

La suppression brusque et intempestive des mucites aiguë et chronique, peut être suivie

de graves conséquences : de métastases, par exemple, sur les organes de la vie intérieure et de
relation, et dont il résulte des — céphalalgies,
phrénésies, angines tonsillaire et gutturale, affections des voies aériennes, gastrite et entérite,
hépatite, cystite, uréthrite, ophthalmies, otites,
coryza, exanthèmes, métrite, hémorrhoïdes, hémorrhagies diverses, ulcères, engorgemens glandulaires, symptômes nerveux hystériques, etc.
Les causes de cette suppression sont une sensation de froid glacial à la plante des pieds,
dans le dos, sur l'occiput, sur les génitoires
et la région hypogastrique; celle d'une chaleur
brûlante aux mêmes parties, principalement lorsqu'on se trouve dans une situation opposée;
l'usage inconsidéré des astringens, les peines
morales, la frayeur comme un excès de joie :
surtout ces manœuvres dangereuses et vénales
que d'ignorans charlatans exploitent chaque jour
au détriment de la pauvre humanité.—*Fluoris
albi improvida cohibitio, jam præsentem depu-
rationem vitiosam adhuc magis vitiosam reddit, ut hinc arthrici adfectus ipsæque poda-
gricæ affectiones facilè suboriantur.* (Stochlius.)

TERMINAISON.

Il arrive que la mucite génito-sexuelle récente cesse d'elle-même, une fois qu'est disparue la cause qui l'avait déterminée et entretenue, mais il est rare que l'ancienne suive la même route ; celle-ci s'opère souvent par des crises ou changemens qui lui sont salutaires, aux dépens de quelque fonction de l'économie : une diarrhée abondante, des sueurs copieuses, des sécrétions des glandes salivaires, des douleurs vagues dans diverses parties, des phlegmasies cutanées, le zona surtout. — *Fœminas vidi quæ ante ignis sacri tempora fluori albo nullâ ratione obnoxiæ fuerant, post ipsum pulchrè et solo temporis tractu sanatum, huic morbo patere* (LORRY), agissent comme dérivatives et assurent d'autant mieux la cure, qu'elles sont assez prolongées. — *Cum quibusdam tam benè et feliciter agit, ut sponte naturæ morbus hic solvatur per aliquam effabilem excretionem, ut urinas, sudores, diarrhœam* (HIPP.). Elle alterne quelquefois avec d'autres maladies, telles que des éruptions à la peau et avec les règles, etc.; elle peut cesser et reparaître à des époques fixes.

Il faut, ainsi que nous l'observons à l'article traitement, que la mucite génito-sexuelle soit invétérée au dernier point, ou qu'il y ait complication de lésion du tissu utérin, ou vaginal, ou ovarien, ou des organes essentiels à la vie, et qu'elle soit abandonnée à elle-même pour qu'elle appelle la mort.

NÉCROPSIE (1).

Lorsque l'on procède à l'ouverture de femmes depuis long-temps atteintes de mucite génitale, lorsque, disons-nous, dans tel cas, l'œil scrutateur dirige le scalpel et interroge la mort, afin d'apprécier à quel point de justesse l'esprit avait porté son diagnostic, il est rare que l'on

---

(1) Syn. d'autopsie cadavérique, de αὐτος, soi-même, et de ἴπτομαι, je vois. — Ouverture des corps, ayant pour but de procéder à l'examen du siége des maladies, de l'altération des organes et de la cause de la mort.

ne rencontre pas, dans les organes génitaux, plusieurs des lésions suivantes : la filière du vagin est très-distendue ou rétrécie par des bour-souflemens, par des végétations diverses, par des tumeurs fongueuses, fibreuses, squirrheuses et carcinomateuses; souvent ses parois sont ulcérées et quelquefois gangrénées en différens endroits; l'épaisseur de son tissu excède celle de l'état sain, ou bien, elle est d'une ténuité pour ainsi dire transparente; sa consistance est ou très-molle et lâche, ou rénitente et indurée et même cartilagineuse. La couleur de sa muqueuse est tantôt d'un rouge vif, tantôt blafarde, noirâtre ou pâle jaune : en la comprimant, après l'avoir essuyée, on en fait jaillir du mucus purulent, semblable à celui qu'elle secrète pendant la vie. Le col utérin est spongieux, tuméfié, variqueux, tuberculeux, squirrheux, ulcéré; il arrive qu'on le voit rongé en partie ou en totalité par l'affreux cancer; son épaisseur en est quelquefois perforée de manière à compromettre le rectum. L'orifice de la matrice est béant quand cet organe est le siége de la maladie; ses lèvres sont saillantes, gon-

flées, etc.; sa substance et sa surface sont exposées aux désorganisations précitées à l'égard
du vagin; sa cavité renferme des ascarides, des
hydatides et des corps anormaux de différente
nature. Les ovaires et les trompes de Fallope
peuvent également présenter des altérations variées.

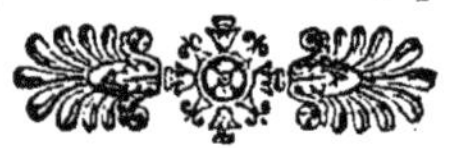

TRAITEMENT

DE LA

MUCITE GÉNITO-SEXUELLE.

TRAITEMENT PROPHYLACTIQUE (1).

N'en déplaise aux gens de l'art qui, sans
cesse, préconisent l'emploi des médicamens, n'en
déplaise aux polypharmaques! De simples for-
mules subviennent à l'insuffisance rare des pré-

---

(1) De τροφυλάσσω, je préserve : traitement préser-
vatif.

ceptes de l'hygiène , précieuse branche de la science , sur laquelle repose le genre de vie raisonné qui tend à prévenir les mucites utérine et vaginale , et qui, toujours, exerce une influence majeure sur leur marche et leur durée : les règles qu'elle prescrit varient selon les tempéramens et les conditions sociales.

TEMPÉRAMENT SANGUIN.

Il recherchera un air doux et tant soit peu frais; les vêtemens légers et les lits non efféminés lui conviendront; il usera d'un sommeil raisonnable et d'un exercice modéré; il adoptera un régime alimentaire végétal : ce qui n'excluera pas entièrement la chair des animaux, mais alors les viandes blanches et légères seront préférées. Les bains tièdes, de temps à autre, ne lui nuiront pas; il aura recours aux saignées locales ou générales, dans les cas de prédominance marquée de l'activité du système : boissons délayantes et vins acidules étendus d'eau.

TEMPÉRAMENT NERVEUX.

Ajouter aux forces physiques, c'est retrancher à la susceptibilité nerveuse : les femmes d'une constitution nerveuse devront donc mettre en œuvre les moyens propres à leur octroyer la somme nécessaire d'embonpoint. D'ailleurs, air doux, peu agité et un peu moite ; habillemens chauds, bains tièdes assez répétés, alimentation douce et de facile digestion, viandes blanches et gélatineuses, sobriété de vin, abstinence complète de boissons échauffantes, eau rougie édulcorée, quelquefois laitage, courses et jeux variés.

TEMPÉRAMENT LYMPHATIQUE.

Celui-ci diffère essentiellement des précédens ; tout devra concourir à réveiller l'assoupissement de la machine entière, à donner au tissu des organes l'énergie dont il a besoin pour remplir ses fonctions : air vif et sec ; lieux bien ventillés ; insolation fréquente ; vêtemens lanugineux ; quelques bains médiocrement froids, à temps opportun, et parfois aromatiques; frictions sur toute la périphérie du corps; nourriture animale, viandes consistantes, mais non pesantes; bouillons riches en osmazome; abstinence complète de laitage — *nota mihi sunt exempla puellas interdùm satis diù à fluxu albo curato mansisse immunes, ut primum verò lac sumpsére, continuò recidivam fuisse passas* (STHAL); vins rouges et généreux; boissons toniques, amères, martiales et parfois excitantes; exercice musculaire et activité des facultés intellectuelles.

APPLICATIONS GÉNÉRALES

AUX

TEMPÉRAMENS.

Les vêtemens libres, qui ne gênent en rien la circulation, le jeu des organes et des membres; un sommeil ordinaire; une éducation morale bien ordonnée; des plaisirs innocens, seront du ressort de tous les tempéramens; les habitations basses et humides; celles situées sur le bord des

eaux; les pays marécageux; les variations atmo-
sphériques et les saisons froides ou chaudes et
pluvieuses leur seront nuisibles, ainsi que les vents
piquans qui soufflent au commencement de la nuit,
surtout après de grandes chaleurs : bannir tout ce
qui est capable d'engendrer la mollesse et la non-
chalance.

> Voyez ces laboureurs qui, la bêche à la main,
> Sont courbés sur la terre, et déchirent son sein ;
> Sur le soir, en chantant, ils gagnent leurs chaumières,
> Où Morphée, à grands flots, inonde leurs paupières ;
> Tandis que, même au sein de son oisiveté,
> Martyr de l'abondance et de la volupté,
> Verrès, par mille cris, dans l'excès de sa goutte,
> De son vaste palais fait retentir la voûte.

Les tempéramens sanguins et nerveux fuiront
tout ce qui est susceptible d'allumer les passions
et d'exalter la sensibilité : abstinence d'épices et
de boissons excitantes. Il appartient à la sagacité
de modifier lorsque les tempéramens se combinent :
consilium in arenâ sumere.

CONDITIONS SOCIALES.

Si ces favorites de la fortune, que déjà nous
signalâmes au chapitre des causes; si ces heu-

reuses citadines qui, plongées au sein de la mollesse, forment, la nuit, par leur éblouissante parure, la splendeur des salons; se livrent ensuite jusqu'au milieu du jour à un sommeil d'anticipation, puis, se lèvent pour abandonner sur un sofa leurs membres énervés; se laissent séduire, enfin, par tout ce qui est capable de flatter leur palais et enivrer délicieusement leurs sens: si ces belles dames voulaient corriger leur mode de vie, outre les indispositions continuelles auxquelles elles sont assujéties, elles préviendraient encore la maladie mentionnée, qui se rencontre si fréquemment parmi elles —*leucorrhœa enim vel maximè his accidit, quæ pravâ vivendi ratione utuntur, luxuozâ quidem, sed minimè exercitatâ.* (FORESTUS.)

> Craignez d'un vain plaisir les trompeuses amorces.
>
> (BOILEAU.)

Il en est de même à l'égard de ces pauvres créatures dont l'aspect misérable commande la pitié, dont la précaire existence dépend de secours de pure humanité et condamnées par le sort contraire à demeurer ensevelies dans leurs cachots insalubres ; celles-ci sont plus excusables, il est vrai, car tout s'oppose à ce qu'elles puissent profiter de nos leçons : mais, l'affreuse détresse dans laquelle elles se trouvent, n'en est pas moins le noyau d'innombrables maladies qui les assiégent durant le trajet de leur pénible carrière.

A l'appui de notre assertion et par opposition avec les classes précédentes, nous offrons les intermédiaires.

Les femmes qui, nées avec des goûts simples et jouissant d'une honnête aisance, savent se contenter du nécessaire, marient les tracas du ménage aux plaisirs d'agrément; distraient leur assiduité d'intérieur par des promenades en plein air; abjurent l'insensibilité et la négligence d'une marâtre ; prodiguent à leur progéniture une tendresse sans partage et la nourrissent d'alimens doux, sains et substanciels; l'élèvent dans les principes, dans les dogmes d'une bonne religion; lui suggèrent des idées nobles et l'amour du travail; enfin, cultivent l'esprit par des lectures instructives et propres à orner la mémoire, tout en accordant l'exercice utile au développement et à l'entretien des forces physiques. Rien de plus pernicieux que d'habituer de bonne heure les enfans aux ragoûts épicés, aux viandes noires, au café au lait ou pur et aux liqueurs alcooliques : les molécules nutritives et réparatrices ne résidant pas dans le stimulus artificiel d'un agent introduit dans l'économie !

Les laborieuses ouvrières de nos campagnes, celles qu'abrite l'humble chaume, vu l'air pur qu'elles respirent, l'exercice qu'elles se donnent, en vaquant à leurs travaux champêtres ; vu l'aménité de leurs mœurs, la gaîté franche qui règne ordinairement au sein de leurs foyers, sont à l'instar des ci-dessus, moins accablées d'infirmités et moins sujettes à la mucite génitale — *undè et nunquam visæ agrestes mulieres id profluvium pati, sed urbanæ, et inter eas quæ sunt magis muliebri habitu, et quæ sedentariam vitam perpetuò degunt* (Forestus).

TRAITEMENT THÉRAPEUTIQUE (1).

Les mucites génito-sexuelles aiguë et chronique, constituent deux genres bien distincts, aussi doivent-elles nécessiter un traitement spécial à chacune d'elles : ces deux traitemens seront toute-

____

(1) De θεραπεύω, je remédie : application du traitement à lamaladie.

fois appelés à s'entr'aider mutuellement dans l'exigence des cas.

En thèse générale, avant d'entreprendre la cure de l'une ou de l'autre, il faudra scrupuleusement s'enquérir des causes occasionelles, et de celles qui l'entretiendraient comme complications, et une fois connues, les poursuivre jusque dans leurs derniers retranchemens ; les combattre jusqu'à extinction : dès que les causes d'une maladie n'exercent plus leur empire, et que celle-ci est abandonnée à son cours, il arrive fréquemment, quand elle est récente, qu'elle cède à de faibles moyens, et, si la résistance est grande encore, lorsqu'elle est invétérée, toujours est-il qu'un très-fort obstacle se trouve levé par la disparition de la cause qui se fût sans contredit opposée à la guérison.

CONDUITE A TENIR
EU ÉGARD A CERTAINES CAUSES.

AGES.

De quelqu'âge que soit une femme atteinte de mucite génitale, dite constitutionnelle, acquise ou héréditaire, il faut, avant de s'occuper de la maladie en elle-même, s'efforcer de rétablir l'équilibre parmi les fonctions de l'économie; cette dernière réclamera donc toute l'attention du médecin, tandis qu'il se bornera à calmer les symptômes locaux : puis, viendra le traitement actif local.

La mucite occasionée par la première menstruation; par la suppression et le ralentissement des règles; par la grossesse; par le retour d'âge; demandera des soins purement palliatifs, jusqu'au moment où ces causes seront disparues; alors, si elle persiste, sera faite l'application du traitement curatif.

TEMPÉRAMENS,

ÉTAT SOCIAL, CIRCUMFUSA (1).

APPLICATA.

Si la mucite est due à un virus : chercher à neutraliser son action; à un corps étranger dans

---

(1) *Voyez* traitement prophylactique.

les organes génitaux, la vessie ou le rectum : extraction ; à des vers dans la matrice ou le vagin : injections vermifuges, et, médication à l'intérieur, admettant qu'ils soient dans le tube digestif : traitement direct en cas de continuation.

Les chaufferettes sont très-nuisibles à la santé ; elles procurent des délabremens et des tiraillemens d'estomac, des nausées, etc. : la chaleur artificielle qu'elles développent, excite et irrite les génitoires, y appelle, aux dépens des autres organes, une quantité excédante de sang, qui les boursoufle et finit par y déterminer des engorgemens variqueux et les flétrit : c'est à leur usage que la peau des cuisses doit ces marbrures, ces vergetures rougeâtres et bleuâtres ; ces ecchymoses ou extravasions sanguines répugnantes et même des indurations de son tissu ; dans les interstices des grandes et petites lèvres et du clitoris, se forment des agglomérations caséeuses fétides, résultat desséché des sécrétions muqueuses, qui souvent ulcèrent les parties par leur présence prolongée. Nous fûmes appelé à constater un fait de cette nature : un ulcère s'était développé entre la grande et la petite lèvre gauche d'une jeune fille de seize ans ;

il était accompagné de l'inflammation des parties avoisinantes; un écoulement verdâtre les baignait, et vainement l'avait-on combattu par les lotions émollientes et un peu de régime : les organes génitaux ayant été soumis à notre inspection, vu que l'on ne savait à quoi attribuer cet état, nous trouvâmes un noyau de saleté, qui, enlevé, permit à nos moyens de se voir couronnés d'un plein succès : cette personne faisait usage journalier de chaufferettes, et n'était pas très propre de son naturel.

C'est surtout parmi les femmes de la campagne qu'est répandue cette vilaine habitude; elles en abusent au point que les brasiers dont souvent elles se servent, rôtissent, pour ainsi dire, les parties soumises à leur ardeur. Les bannir est une résolution qu'il faut prendre, sans quoi on ne peut espérer de guérir la mucite, qu'elles ont coutume de déterminer et d'entretenir.

INGESTA (1). GESTA.

La mucite génitale due à une gastrite, à une

______

(1) *Voyez* Traitement prophylactique.

gastro-entérite ou entretenue par elles, ne sera spécialement traitée qu'après leur disparition : il en sera de même à l'égard des altérations locales utérines, vaginales ou ovariennes comme causes ; pour celle appelée métastatique ou critique, quand elle succédera à une maladie grave, on ne cherchera à la guérir qu'autant que la cure de cette dernière sera bien assurée : si au contraire elle remplaçait une affection légère, on la traiterait de suite, de crainte de tomber de Carybde en Scylla.

La masturbation, malheureusement trop connue du sexe de tout âge, est une des causes fréquentes de mucite génitale.

A peine sortie du flanc maternel, la petite fille porte machinalement ses mains aux parties sexuelles, et, de ces attouchemens, résulte une certaine démangeaison agréable qui l'engage à les répéter fur à mesure qu'elle grandit, si l'on n'y met un frein. L'adolescente s'y livre avec d'autant plus d'abandon, qu'elle est d'une complexion irritable et ardente ; qu'elle a devant les yeux des exemples ou tableaux agaçans ; qu'elle reçoit de perfides conseils ; qu'elle établit un point de comparaison entre elle et l'individu mâle, sur la différence de conformation : ce qui lui donne à réfléchir sur la sensation voluptueuse qu'elle éprouve. Dévorées par un feu secret, de vieilles célibataires croient pouvoir imposer silence au cri de cette force impérieuse, par ces manœuvres dangereuses. Sevrée de la cohabitation, la veuve, d'un tempérament lascif, préfère sacrifier clandestinement à l'orgasme vénérien, plutôt que de scandaliser par une conduite encore plus réprouvée.

Hélas ! dans les pensions, que de jeunes personnes moissonnées par ce fléau destructeur !

Que d'enfans abandonnés à des marâtres lui doivent la mort !

Puissent nos avertissemens vous dessiller la vue, parens qui arrachez à son berceau pour l'abandonner à la mamelle étrangère, à la surveillance mercenaire, le fruit qui devrait concentrer toute votre sollicitude ; maîtres qui voyez d'un œil indifférent, les progrès d'un vice odieux facile à étouffer en sa naissance ! Mille fois plus coupables que ces innocentes victimes de l'impéritie, vous les abreuvez du poison qui doit les ravir dès l'âge tendre, ou transmettre à la postérité le germe de leur précoce vieillesse : vous devenez leurs bourreaux et creusez leur tombeau !!!

Figurez-vous, lecteur, ce squelette ambulant, ce spectre vivant, au front jauni, sillonné de rides; aux yeux caves et chassieux, mornes et irrités de la lumière; au regard sinistre et fixé vers le sol; aux traits livides, décharnés et cadavéreux, courbé sous le joug de sa brutale ivresse et privé même du sentiment des remords. Objet d'horreur et d'épouvante à ce qui l'environne, il traîne les chétifs restes d'un corps d'apparence humaine, inondés d'une sueur infecte et agités d'un frisson d'agonie; il traîne ses lambeaux d'organes, débris de sa déplorable existence; son sang décoloré, glacé dans ses vaisseaux inertes, redemande en vain sa vigueur première à sa source naguère animée ! Croupissant sur le fumier de ses turpitudes, en vain lutte-t-il contre une mort inévitable : son heure fatale approche qu'à peine compte-t-il son dix-huitième printemps ! . . . .

Tel est le trop fidèle et hideux tableau des excès du plaisir solitaire !!!

SECRETA et EXCRETA.

Aucun âge ne mérite des soins plus pressans que la première menstruation : toutes les forces de l'hygiène doivent donc se réunir pour la protéger. Outre le régime bien ordonné du tempérament et la direction des facultés mentales, il faudra quelquefois la faciliter par des pédiluves sinapisés, des bains de siége, des demi-bains, des fomentations sur l'hypogastre, des applications de serviettes, de flanelles et de cataplasmes chauds sur la vulve; des frictions sur la colonne vertébrale, les lombes, les membres inférieurs, etc., des saignées locales et générales, etc.

On combattra les anomalies des retours périodiques et du flux hémorrhoïdal — *concubitus etiam, si fieri possit, virginibus, ex suppressis mensibus, pallidis et se male habentibus sanguinis hunc effluxus concitat* (SENNERT); on secondera l'écoulement des lochies, et on subviendra à la suppression d'un exanthème ou d'un exutoire par l'application d'un équivalent, comme vésicatoire, cautère ou séton; on opposera à la constipation, des lavemens simples, émolliens, laxatifs, etc. Des soins plus ou moins palliatifs seront *eodem tempore*, prodigués à la mucite,

Les femmes régulièrement constituées et jouissant d'une bonne santé, devront satisfaire au vœu de la nature, à ce devoir sacré qu'elle leur imposa en les rendant mères, celui d'allaiter leurs enfans : elles s'éviteront par là bien des anxiétés, bien des peines, une infinité de maladies diverses, et notamment la mucite génitale qui, néanmoins, peut encore survenir, et que, toutefois, il faut alors combattre avec énergie.

PERCEPTA.

Les personnes qui n'ont point encore enduré les profonds tourmens de l'esprit, ne peuvent juger à quel point leur influence doit être funeste aux fonctions de l'économie ; c'est surtout chez la femme qu'il est possible d'apprécier les effets de cette réaction du moral sur le physique, en raison de l'irritabilité de son système nerveux, de la faiblesse et de la nature de son organisation propre : d'où découlent et la versatilité de son caractère et les maladies variées qui l'accablent ; ce qui explique pourquoi, plus que l'homme, elle est susceptible d'émotions vives, mais moins stables ; pourquoi on la voit inopinément, de la joie la plus excessive, passer à la tristesse la plus attérante ; des idées grandes retomber à des riens ; pourquoi elle est moins philosophe que lui et moins capable d'effectuer les projets gigantesques qu'enfante sa féconde et subtile imagination : pourquoi, partout, en un mot, des extrêmes, mais des extrêmes non soutenus jaillissent de son lunatique et effervescent cerveau!

Ainsi que l'inspirent les vers suivans, le retour dans sa patrie, près de parens chéris, sera le remède préalable aux maux de la nostalgique.

> Soit instinct, soit reconnaissance,
> L'homme, par un penchant secret,
> Chérit le lieu de sa naissance,
> Et ne le quitte qu'à regret.
> Les cavernes hyperborées,
> Les plus odieuses contrées
> Savent plaire à leurs habitans.
> Sur nos délicieux rivages
> Transplantez ces peuples sauvages,
> Vous les y verrez moins contens.
>
> Sans ce penchant qui nous domine
> Par un invisible ressort,
> Le laboureur, en sa chaumine,
> Vivrait-il content de son sort?

Hélas ! au foyer de ses pères,
Triste héritier de leurs misères,
Que pourrait-il trouver d'attraits,
Si la naissance et l'habitude
Ne lui rendaient sa solitude
Plus charmante que les palais ?

(GRESSET.)

Quel sentiment dans cette exclamation de Delille, à l'aspect de son village qu'il avait quitté depuis longues années !

O village charmant ! ô riantes demeures !
. . . .
Il semble qu'un autre air parfume vos rivages ;
Il semble que leur vue ait ranimé mes sens,
M'ait redonné la joie et rendu mon printemps !

Si, en proie à sa douleur amère, la malheureuse ne peut revoir le pays qui l'a vue naître, si elle est condamnée à vivre loin des guérets qu'ont cultivés ses ancêtres, on devra lui prodiguer tous les soins qu'indique un cœur sensible, prévenant et délicat, puis viendront les secours de l'art.

Il arrive souvent que le médecin se trouve dans une alternative fort épineuse, celle de deviner en quelque sorte si la mucite génitale est érotique ou non. Il n'est pas toujours facile d'obtenir des aveux sur un état que la malade voudrait cacher. Imbu de principes émanant des convenances sociales, il captivera sa confiance par des paroles persuasives, par une éloquence pleine de douceur, par son extérieur grave et décent : c'est dans ce cas que le père de la médecine et Hoffmann recommandent le mariage—*Ego verò, impero virgines his pathematibus affectas, quàm citissimè cum viris conjungi; si enim conceperent, sanè evadent.* — *Super est aliud summum auxilii genus, quod ex coujugio expectare licet : cujus incomparabilem vim ad expugnandum affectum, prœter summorum virorum auctoritatem et experientia et ratio luculenter suffulciunt. — Huic virgini adeo os uteri totaque vulva hiabat, ita ut quiquam vix credere posset ; quo medici colligebant prœcipuam mali causam in veneris appetitione consistere ; et naturam isto uteri hiatu satis indicare quodnam tàm longi mali remedium aptum futurum esset.* (BAILLOU.)

Il ne suffit pas que le but de la nature soit seul rempli; il faut encore que les vœux du cœur soient satisfaits.

Mais si des affaires de famille ou des raisons quelconques opposent une barrière insurmontable, quelle habileté ne doit-on pas requérir pour

chasser les langueurs d'une aussi affligeante situation! Le toit paternel n'a plus alors pour l'infor-
tunée ces charmes attrayans qu'elle y trouvait
naguère ; elle fuit les jeux innocens de ses folâtres
compagnes, son ame est sourde aux consolations
d'une tendre amie dont le sein s'est ouvert à l'é-
panchement de ses peines; tout l'ennuie, l'incommode et l'irrite : les endroits à l'écart sont ceux
qu'elle préfère pour y rêver en liberté.

> Ses maux et ses plaisirs ne sont connus que d'elle ;
> A ces chagrins qu'elle aime, elle est toujours fidèle,
> Ne se plaît que dans l'ombre et dans les lieux déserts ;
> Elle verse des pleurs qui, souvent, sont amers ;
> Tout entière à l'objet dont elle est possédée,
> Ne redit qu'un seul nom, n'entretient qu'une idée,
> Et chérit son secret qui s'échappe à moitié.
> Son regard triste et doux inspire la pitié ;
> Elle étouffe sa plainte et soupire en silence ;
> . . . .
> Elle n'ose qu'à peine embrasser l'espérance,
> Et tremble en adressant un timide désir.
> . . . .
>
> (La Harpe.)

> . . . . O belles, évitez
> Le fond des bois et leur vaste silence !

On sait que l'utile diversion apaise les tem-
pêtes du cœur : tout sera donc mis à contribution
pour lui procurer des distractions joyeuses et lui

susciter de nouveaux goûts; on l'enverra habiter une campagne riante éloignée de la ville; les voies secrètes qui s'y exhalent et répandent le calme dans l'ame; ses sites enchanteurs, la vie nomade et frugale que l'on y mène, l'air frais, paisible et pur que l'on y respire, ses coteaux fleuris et les dons précieux de la brillante nature, lui feront peut-être oublier qu'il existe un autre bonheur où elle ne l'apercevra que dans le lointain et deviendra de plus en plus insensible aux insomnies de l'amour.

Les voyages pourront également contribuer à son rétablissement. Mais, hélas! les souvenirs sont pénibles long-temps après que les liens ont été rompus! Ainsi l'on voit des malheureux souffrir encore aux membres dont ils sont privés.

TRAITEMENT SPÉCIAL

DE LA

MUCITE GÉNITO-SEXUELLE AIGUË.

On dirigera contre une mucite aiguë très intense, dont serait affectée une personne d'une constitution pléthorique et dans la vigueur de l'âge, un traitement éminemment antiphlogistique : ainsi, on fera bien de débuter par une saignée du bras, plus ou moins copieuse, qui agira comme dérivative et diminuera nécessairement la diathèse inflammatoire générale; des sangsues seront appliquées selon que l'on voudra agir plus ou moins localement, sur les reins, dans les aines, au périnée, aux grandes lèvres ou à la face interne et supérieure des cuises; des mouchetures dans les parties génitales externes, gonflées par l'abord du sang ou par un épanchement séreux, auront leur utilité : quelques ventouses scarifiées seront aussi employées avec succès. Devront être mis à contribution, les bains entiers, les demi-bains tièdes répétés, les bains de siège emolliens; puis, fumigations dirigées sur les organes génitaux, fomentations et ablutions mucilagineuses, quelquefois laudanisées; cataplasmes de même nature appliqués sur les parties et sur le bas-ventre, surtout si la muqueuse utérine se trouve compromise, et, s'il y a coliques ou constipation, ou diarrhée abondante, surtout, encore, s'il y a sensibilité hypogastrique, injections fréquentes dans le vagin, avec le lait, les décoctions de graine de lin, de racine de guimauve, de plantain et de cerfeuil, de gramen, de chenevis, auxquelles seront jointes, selon l'opportunité des cas, celles de morelle noire, de jusquiame, de belladone, de tête de pavots, de ciguë et de pivoine qui jouissent de propriétés narcotico-antispasmodiques. Conviendront comme boissons délayantes et rafraîchissantes, prises à la dose d'une pinte à deux par jour, les infusions de fleurs de violettes, de mauve, de guimauve, de tilleul et de coquelicot, de capillaire de Canada et de pariétaire, le petit-lait, les émulsions d'amandes douces et de pistaches, les eaux acidules naturelles, celles acidulées par les acides tartrique et citrique auxquelles on ajoutera quantité suffisante de gomme arabique, afin d'en mitiger la saveur et l'activité; les décoctions légères d'orge perlé ou mondé, de gruau, de dattes, de jujubes, de raisins sucrés, de saponaire et de réglisse, de pommes grises, de racines de fraisier et d'althæa, de nymphæa, etc., édulcorées, au choix et en raison de la soif plus ou moins intense, avec les sirops de groseilles framboisées, de limons, de gomme, d'orgeat, de guimauve, d'œillets, de violettes, de cerises ou d'orange : n'oublions pas les bouillons de laitue, de bonne-dame et d'oseille réunies; de grenouilles, de poulets ou de veau. Le nitrate de potasse, dont l'addition à ces liquides est souvent préconisé, n'a d'autre effet que de les seconder par son action diurétique. Les eaux de casse, de tamarin, de pruneaux officinaux, la manne en larmes; le tartro-borate de potasse, les sirops de roses pâles, de fleurs de pêcher, ne devront pas être négligés, vu qu'ils possèdent l'avantage de faciliter les selles, et, pour répondre encore à ce but : lavemens simples d'amidon, d'eau de son, d'épinards, de poirée, de graines de lin, de racines de guimauve; le gros miel, celui de mercuriale, le sirop de nerprun, l'huile d'olives, de palma-christi, les sulfates de magnésie, de soude, etc., les rendent absolument laxatifs. Les différentes préparations et sels d'opium, parfois unis au camphre, au musc ou à la civette, à l'ambre gris, à l'oxide de bismuth, au laurier-cerise, à l'acide prussique, au castoréum, à l'assa-fœtida, à l'éther, etc., formeront, à temps voulu, la base éminemment sédative de ces agens. L'alimentation sera douce et en petite quantité, végétale et de facile digestion : sobriété de viandes, et lorsqu'on en usera, les choisir parmi celles appelées blanches; légumineux, potages, fruits cuits et laitage : abstinence complète de vin, d'aromates, de liqueurs alcooliques, de café, de thé, de bière, etc.; point de coït ni d'exercices fatigans, comme la danse, la valse, les longues promenades : la charmante amazone se privera de l'équitation, et la rustique habitante de nos vallons cessera de monter le bât. Détourner la vue de tous objets de séduction, d'obscénité, qui suscitent des idées lubriques et stimulent les organes de la génération : les romans de ce genre seront également proscrits.

Ce traitement devra être modifié d'après le degré d'inflammation locale et les constitutions, vu que nous l'appliquons au summum d'intensité de la maladie et à l'égard d'un tempérament susceptible de le supporter dans toute sa latitude. Dans une mucite génitale bénigne, par exemple, et quant à une constitution ordinaire, souvent les boissons émollientes, quelques bains, le repos et la diète végétale suffisent pour y mettre ordre : voilà qui est bien pour apaiser et anéantir l'inflammation; mais si, après sa disparition, l'écoulement persistait, ce qui ne laisse pas que d'arriver assez fréquemment, il faudrait alors puiser dans la médication de la mucite génitale chronique; ainsi les injections, les pilules, les opiats,

11

les potions, les tisanes, les conserves, les bols, etc., réputés spécifiques et de nature avérée astringente, seront de première indication pour prévenir son passage à l'état ci-dessus.

TRAITEMENT SPÉCIAL

MUCITE GÉNITO-SEXUELLE CHRONIQUE.

Chaque jour s'évanouit l'influence d'opinions erronées, dignes rejetons de l'enfance de l'art, et qui, jadis, avaient force de loi. Il en est une relative à notre sujet, que s'efforcent d'anéantir la plupart de nos contemporains, mais que respectent encore certains esprits timorés : ce préjugé, dont il est temps de faire justice, défend

11.

impérieusement la guérison de la mucite chronique utérine ou vaginale, comme devant être inévitablement suivie de conséquences graves et funestes.

Qu'est donc cette affection, sinon une maladie partielle ou continue d'une membrane muqueuse semblable à celle qui tapisse l'urèthre, la vessie, l'oreille interne, l'œil, etc.? Quelle différence trouve-t-on entre les résultats de la mucite chronique dont sont affectés ces organes, et ceux de celle qui a son siége dans l'utérus ou le vagin? L'une et l'autre n'offrent-elles pas une matière puriforme, en tout analogue, sécrétion morbide variable en couleur, consistance, abondance, odeur et saveur, susceptible de revêtir un caractère assez âcre pour enflammer et excorier les parties avec lesquelles elle est en contact? Toutes deux ne sont-elles pas accompagnées de perversions de fonctions, et ne peuvent-elles pas donner lieu à des lésions de tissus plus ou moins profondes?

Quant aux chances défavorables à courir dans la guérison de la mucite génito-sexuelle chronique; quant aux métastases, disons-nous (car

ce sont toujours elles que l'on jette en avant)
n'a-t-on pas à les redouter également, dès qu'il
s'agit du traitement d'une mucite chronique vésicale, uréthrale, oculaire, oriculaire, etc.? N'a-t-on
pas également à craindre qu'une métastase s'opère
au détriment des organes contenus dans les trois
cavités splanchniques, etc.?

Cependant, on leur oppose les secours de
l'art; bref, on cherche à les guérir.

Pourquoi donc ne se comporterait-t-on pas
ainsi envers une mucite utérine ou vaginale
chronique! Telle prudence ne préviendrait-elle
pas ces dégénérescences locales, cet épuisement
général et cette série de réactions morbides qui
étendent sur un lit de douleurs et de remords
les victimes d'une pratique routinière entichée
de faux préceptes!

Nous ne pouvons trop le répéter, cette ridicule
et pernicieuse prévention doit être à jamais bannie
de la médecine et du monde : ainsi, de quelque
nature que soit une mucite génito-sexuelle chronique, et de quelque époque qu'elle date, la guérir doit être de la sollicitude du sexe et de l'homme
appelé à prodiguer ses soins à l'être souffrant.

Il ne faut pas se le dissimuler, la mucite gé-nito-sexuelle offre souvent de grands obstacles au succès du traitement qu'on lui oppose, en raison de sa tendance opiniâtre à se perpétuer et de ses métamorphoses subites de l'état benin en l'état aigu, *et vice versâ*, sous l'empire de certaines causes; elle exige une prudence et une sagacité toute particulière de la part du médecin, et, du sexe, une persévérance inébranlable, une exactitude sans égale à observer ce qui lui est prescrit : double condition *sine quâ non* de la guérison : *quomodo quisque œger se refecerit, eodem sanus utatur ; nam redit huic imbecillitas sua, nisi iisdem defenditur bona valetudo quibus est reddita.* (Celse.)

Dès qu'en sa tête une femme a chaussé quelque chose, l'en faire démordre n'est pas toujours facile, dit un vieil adage ; qu'il soit faux ou non, mesdames, ce serait ici le cas de le réaliser : veuillez bien... et vous n'aurez que lieu de vous en féliciter !

Une fois dit pour tous cas semblables, quand de chronique qu'elle était, la mucite génito-sexuelle aura recouvré le caractère aigu, elle sera combattue ainsi qu'il a été indiqué dans le chapitre précédent, c'est-à-dire par les antiphlogistiques qui seront plus ou moins modifiés, en raison des exigences de la constitution et de l'état inflammatoire local.

Le traitement de la mucite génito-sexuelle chronique devra varier d'après les circonstances imprévues; d'après certaines causes, l'état de simplicité ou de complication, l'âge, le tempérament, les idiosyncrases partielles et générales, le genre de vie et les habitudes spéciales. Il repose sur plusieurs modes d'action et vise à deux buts : celui de tarir l'écoulement morbide en détruisant son principe, et celui de réinstaller dans leur état normal les organes fonctionnels plus ou moins profondément altérés; soit que ce dernier dérangement pathologique ait précédé la mucite et coopéré à son développement, soit qu'il en ait été la conséquence et qu'il l'entretienne comme complication.

Ces modes d'action opèrent d'une manière,
- ou uniquement tonique,
- — — stimulante,
- — — astringente,
- — tonico-stimulante,
- — tonico-astringente,
- — stimulo-astringente,
- — stimulo-tonico-astringente,
- — dérivative et perturbatrice.

La première de ces médications, si nous l'appliquons au sortir de la mucite génito-sexuelle aiguë, sera souverainement active; on préconisera donc à l'intérieur, les substances astringentes et celles réputées spécifiques, telles que : l'ortie blanche, l'œillet rouge, la rose de Provins, la véronique, le thé, les feuilles de ronces; les bourgeons de sapins du nord, les fruits du rosier sauvage, les coings et leurs semences, le poivre cubèbe, le quinquina rouge, le tamarix, la grande consoude, le codaga pâle, la tormentille, la bistorte, le ratanhia, la scolopendre, le suc des gousses vertes du mimosa nilotica, et celui des fruits non mûrs du prunus spinosa ; le cachou, la gomme kino, la térébenthine de Chio et son huile essentielle, le styrax calamite ; les baumes du Pérou, de Tolu, de la Mecque, et particulièrement celui de Copahu, dont nous préférons la résine. Ces médicamens seront diversement unis et sous toutes les formes auxquelles ils pourront se prêter : sous celles, par exemple, d'infusions, de décoctions, de conserves, d'opiats, de pilules, de bols, de poudres, de potions, de teintures, d'extraits et de sirops. Les eaux saturées d'acide sulfurique et nitrique alcoolisés serviront encore de boissons.

Ces agens thérapeutiques formeront, en outre, la base des injections, qui seront fréquemment réitérées, et qui accompagneront nécessairement le traitement interne ; il faudra surtout les administrer avec douceur et dextérité. Adjoignons-leur les décoctions de fleurs de grenadier et de l'écorce de ses fruits, de pervenche, de noix de galle, de brou de noix, de sang-dragon, de bois de Campêche, de tan ; les solutions de sulfates d'alumine, de zinc, de cadmium, de cuivre, d'acétate de plomb ; l'eau froide, souvent à la glace, et dont on prendra des bains de siége.

Bien qu'il faille, dans cet échelon de la mucite génito-sexuelle chronique, frapper avec énergie, afin de couper cours à sa prolongation, nous ne pensons cependant pas que l'on ne doive jamais allier aux précités, certains correctifs tirés des mucilagineux, des anti-spasmodiques et des narcotiques, et ce ne séra pas tenir un langage contradictoire à ce que nous exposâmes, que de le recommander, surtout relativement à une constitution pléthorique, ou douée d'une susceptibilité nerveuse très-développée, et à l'égard de malades sujettes aux constipations, ou dont l'estomac est naturellement irritable, et quand les organes génitaux, se trouvant trop surexcités, présentent une disposition inflammatoire.

Ces moyens seront les mêmes envers la mucite génitale-chronique existant déjà depuis longue durée; mais, sans être trop timide, on la respectera assez pour ne pas la supprimer brusquement, et il sera bon de suspendre quelquefois le traitement suppressif, et de lui faire succéder momentanément les tempérans pour le reprendre ensuite : au reste, *consilium in arenâ sumere.*

Les toniques amers spéciaux, les tonico-astringens et les tonico-stimulans trouveront leur place dans le traitement de la mucite génitale chronique cohérente à la débilité générale, à une constitution délabrée. Dans le traitement de celle appelée constitutionnelle et de celle dite héréditaire, on puisera parmi les matériaux suivans, ceux qui paraîtront le plus convenir à la situation de la malade, ayant soin de varier assez quant aux choix et aux préparations qu'on aura à leur faire subir, car il ne suffit pas toujours de combattre les maladies en elles-mêmes, mais il faut souvent encore consulter le goût des souffrans. En effet, pourquoi ne remplacerait-on pas un médicament contre lequel il y aurait répugnance invincible par tout autre jouissant de propriétés semblables, et dont l'administration serait plus facile et moins désagréable. Pour ce qui concerne la susceptibilité digestive, hâtons-nous d'observer que l'on devra sans cesse l'étudier, et ne jamais s'écarter de ce qu'elle prescrira!

La gentiane, le quassia-amara, la rhubarbe, le saule, la salicine, la chicorée sauvage, la patience, la douce-amère, le houblon, la fumeterre, la petite centaurée, les quinquinas gris, jaune, orangé, rouge, la cinchonine et la quinine, l'aloès, la cascarille, l'angusture vraie, le columbo, la véronique officinale, l'aunée, le trèfle d'eau, la contrayerva, les écorces d'orange et de citron, de Winter, les sommités de grande et petite absinthe, de camomille romaine, de tanaisie, de matricaire; le lierre terrestre, l'armoise, le galanga, les baies de genièvre, le santal citrin, l'aya-pana, la canne de Provence, le roseau aromatique, la serpentaire de Virginie, la valériane, la germandrée maritime, la mélisse, la santoline, les cressons alénois et de fontaine, la badiane, le fenouil, l'angélique, la coriandre, etc., sont autant de végétaux précieux, dont l'emploi, dirigé par des mains habiles, sera indubitablement couronné de succès : leur véhicule ordinaire sera le vin rouge peu alcoolique, de Bordeaux, de Bourgogne, de Champagne ou de Lorraine ; on les y laissera séjourner pendant vingt-quatre ou quarante-huit heures, et on l'étendra d'eau en le prenant, si on le juge à propos ; succéderont graduellement ensuite les vins généreux de Frontignan, de Lunel, de Côte-Rôtie, de l'Hermitage ; ceux de Provence, ceux de Malaga, de Tokai, d'Alicante, etc.

Ayant en vue de relever les forces, de réveiller l'activité des organes, de leur rendre ce degré de vitalité qui leur est naturellement départi pour l'exécution de leurs fonctions, nous avons à signaler, comme devant offrir les plus avantageuses ressources, l'usage des martiaux, tels que la limaille, le sous-carbonate, les deutoxyde et tritoxide, les hydrochlorates de protoxyde, de deutoxyde et de tritoxyde, l'hydriodate et le tartrate de potasse et de fer ; les eaux minérales acidules ferrugineuses de Bussang, de Spa, de Forges, de Tongres, d'Aumale, de Rouen, de Saint-Pardoux, de Vals, de Tœplitz, de Chapelle-Godefroi, de

Saint-Goudron, de Noyers, de Segray, de Provins, de Cransac, de Mont-Lignon, de Sermoise, d'A-lais, de Watwelier, de Passy, de Fontenelle, de Boulogne, de Contrexéville, de Ferrières; les eaux également minérales, mais gazeuses et contenant en dissolution une très-petite quantité de fer, celles de Seltz, de Saint-Myon, de Chateldon, de Bar, de Pougue, de Médague, de Saint-Galmier, de Montbrison, de Langeac, d'Alfter, de Sulmati : les ferrugineux en substance entreront non seule-ment comme base adjuvante dans les potions, opiats, pilules, etc., administrés dans le même but, mais encore ils serviront à former des eaux et vins ferrugineux, et entreront encore dans les autres boissons toniques auxquelles sont destinées les plantes énumérées ci-dessus et dont aussi on tirera des poudres, des extraits, etc. Quant aux eaux minérales, on les boira pures avec le vin ou les ti-sanes aromatiques et amères, à la dose d'une à deux bouteilles par jour. Les eaux minérales ther-males ferrugineuses, les salines et les gazeuses pro-prement dites seront utilisées en bains et douches, telles sont celles de Vichi, de Bourbon-l'Archam-bault, de Rennes, de Néris, de Mont-d'Or, de

Clermont-Ferrand, d'Ax, d'Ussat, de Saint-Marc, d'Encausse, de Châtel-Guyon, de Plombières, de Balaruc, de Bourbonne-les-Bains, de Lucques, de Bagnères, de Luxeuil, de Lamotte, etc. ; les bains de mer et ceux d'eau douce en été, les frictions à la surface du corps avec une flanelle imprégnée des vapeurs aromatiques et stimulantes que donnent la sauge, le serpolet, la menthe poivrée, la lavande, le romarin, le thym, l'hysope, l'origan, le marrhube, la sariette, les feuilles et baies de laurier, la marjolaine, l'aurone mâle, le benjoin, la myrrhe, la gomme ammoniaque, le succin, l'oliban, etc.; un régime corroborant, bien ordonné, et exactement suivi—*Illud semper certum esse ab experientiâ comperi, nihil in leucorrhœæ, quacumque medendi methodo tentatæ, curatione durabile obtineri, nisi ipsa vivendi ratio etiam pro re natâ, vel per matrimonium et impregnationem, vel libidinum fugam prorsus fuerit mutata, aut nisi malum sit vel recens, vel syphiliticæ labis haud expers; postremum enim leucorrhœæ genus præ aliis benignæ indolis faciliorem admittit curam* (Stahl); un air vif, des appartemens spacieux et élevés, des promenades en temps sec, la distraction morale, etc., répondront aux intentions du praticien éclairé qui saura mettre ces divers moyens à profit en les appliquant soit isolément, soit réunis, soit dans plusieurs parties de leur ensemble, ou en accordant le pas aux uns sur les autres, selon que les cas particuliers ou généraux et les tempéramens l'exigeront.

La méthode dérivative interne établira diversion en faveur de la muqueuse génitale, en déterminant sur l'estomac et le tube intestinal une surexcitation aussi soutenue que possible ; cette mission sera confiée aux purgatifs, aux émétiques et aux éméto-cathartiques : les premiers sont infiniment préférables aux deux autres, qui, du reste, sont assez rarement préconisés, et qui, pour parler vrai, sont plus souvent nuisibles qu'efficaces : c'est au moins ce que nous démontra jusqu'ici notre expérience.

Ainsi que nous venons de le faire pressentir, les purgatifs seront d'une utilité incontestable, car ils marcheront de concurrence avec les moyens énoncés plus haut, mais il ne sera pas indifférent de les requérir tous quels qu'ils soient, puisque les drastiques devront être exclus, et qu'il sera de rigueur

de ne recourir qu'à ceux appelés doux : en tête de ces
derniers nous placerons la manne, la rhubarbe, le
sirop de nerprun, de fleurs de pêcher, de roses
pâles, le séné et ses follicules, les sulfates de magnésie, de potasse, de soude, le tamarin, la casse,
le tartrate de potasse antimonié en lavage, l'huile
de palma-christi, les eaux minérales salines froides
de Sedlitz, de Seydschutz, de Pulna, de Pyrmont,
de Pouillon, d'Epsom, de Jouhe.

Lorsque les vomitifs deviendront urgens, ce
qu'indiquera la présence de mucosités abondantes
et d'autres matières saburrales qui formeraient
corps étrangers dans l'estomac, l'ipécacuanha ou
l'émétine en rempliront les fonctions : les éméto-
cathartiques ne seraient autorisés qu'autant que
l'estomac et les intestins se trouveraient en même
temps dans ce dernier cas, ou s'il y avait raison à
vomitiver, et constipation prolongée sans inflammation intestinale. Surtout, que l'on se garde de
faire vomir les femmes sujettes aux congestions
cérébrales ou pulmonaires, ou sortant d'avoir, soit
une gastrite, soit une entérite ou bien une gastro-
entérite; que l'on se garde de purger, bien même
qu'il n'y aurait eu qu'entérite : ces imprudences

rappelleraient très probablement ce que l'on devra
au contraire chercher à éviter, vu que l'on s'expo-
serait à menacer l'existence, sans la moindre chance
de bénéfice pour la guérison de la mucite génitale, et que, loin de là, celle-ci ne pourrait que s'ac-
croître. Admettant qu'une gastrite ou une entérite
agisse comme perturbatrice, ou même supprime la
mucite génitale, ce résultat serait rangé dans les
exceptionnels, et ce ne devra jamais être par cette
voie que l'on attaquera l'affection muqueuse génitale ; car, de deux maladies il faut choisir la moindre. D'ailleurs, une fois l'entérite ou la gastrite
déclarée de nouveau, on serait obligé d'abandonner la mucite génitale à son cours, et toutes deux
seraient encore l'une pour l'autre un état de complication.

Les sudorifiques et les diurétiques ne laisseront
pas que d'être de quelque secours, en appelant, les
premiers, sur le système cutané, les seconds, sur les
reins, une surexcitation d'autant plus propice
qu'elle sera plus prolongée : les sudorifiques par
excellence sont l'hyèble, le sureau, le deutoxide
d'antimoine, l'alcali volatil, les carbonates d'ammoniaque cristallisé et liquide, le gayac, la salsepa-

reille, le sassafras et la squine; les réputés diurétiques sont la pariétaire, l'asperge, la bardane, les
chardons roland et bénit, la scille, le nitrate de potasse, la digitale, les acides étendus d'eau, le vin
blanc, etc.

Viennent enfin les ventouses scarifiées, les moxas,
les vésicatoires volans ou à demeure, les cautères
et les sétons; ils seront posés sur les parties latérales des vertèbres lombaires et du sacrum, et à la
face interne et supérieure des cuisses, et seront
entretenus pendant deux à trois mois après l'entière guérison d'une mucite génitale chronique et
rebelle; ces moyens localisent profondément une
maladie nouvelle, qui ne peut préjudicier aux organes qui en sont le siége, et qui favorise nécessairement la résolution de la mucite génitale : ils
furent couronnés de plein succès dans des cas vraiment désespérés, et nous en possédons plusieurs
observations qui nous appartiennent en propre. Si
on a recours à la fois à plusieurs moxas, ou cautères, ou sétons, on aura soin de ne les supprimer
qu'un à un et de quinze jours en quinze jours, après
quoi il sera prudent de purger de temps à autre,
selon qu'il sera estimé plus ou moins convenable.

La mucite génito-sexuelle qui dépendrait d'une espèce d'habitude vicieuse de sécrétion qu'aurait contractée la membrane, ou de l'inertie de cette dernière, serait combattue, d'abord, par les injections et fomentations stimulantes aromatico-toniques, et par l'application d'une ou deux sangsues, de temps à autre, aux grandes lèvres, s'il en était besoin, afin, 1º de changer le mode d'action vitale de la muqueuse, et 2º de lui rendre le degré d'énergie voulu, cette somme d'activité nécessaire, destinée à seconder le traitement d'exigence relative.

L'usage du seigle ergoté, de la créosote, du goudron, de la suie, des différentes préparations d'iode, etc., signalé par quelques praticiens comme efficace dans le traitement de la mucite génito-sexuelle chronique, ne mérite encore qu'une faible confiance. Quant aux substances absorbantes, dont la propriété fut jadis exagérée au dernier point, elles sont aujourd'hui tombées du haut des nues où on les avait aveuglément élevées; il en est de même des sialagogues, qui jouirent également d'une réputation anticipée : ces derniers, outre leur nullité bienfaisante, ont fréquemment le grand inconvénient de provoquer un ptyalisme très opiniâtre.

Les anti-syphilitiques devront être préconisés,
en même temps que les autres moyens diversement combinés par le jugement du médecin,
lorsqu'il sera question d'une mucite génito-
sexuelle évidemment due au contact du virus vénérien ; celle liée à la phthisie pulmonaire, à une
diathèse, ou scorbutique, ou scrofuleuse, ou herpé-
tique, ou psorique, ou à certaines affections nerveuses, réclamera, en outre du traitement local
qui lui est relatif, celui que l'on applique ordinairement à ces maladies en particulier ; les complications devront être combattues d'une manière
spéciale à chacune d'elles : pour notre compte,
toutes les lésions des organes génitaux de la femme
nous étant très familières, nous ne nous effrayons
pas des obstacles qui viennent nous assaillir ; et,
comme il n'est pas de notre objet d'entrer dans les
détails indéfinis des différens traitemens qui leur
conviennent, nous nous bornons à ce que nous
avons exposé. Enfin, il faudrait, répétons-le, que
les malades fussent épuisées et réduites au marasme, qu'elles fussent frappées de profondes désorganisations du tissu soit utérin, soit ovarien, ou
des trompes, ou du vagin, ou d'autres dégénéres-

cences organiques étrangères à notre sujet, pour que nous les missions au rang des incurables, après les avoir méthodiquement soumises aux divers procédés basés sur l'expérience et le raisonnement : de semblables cas sortiraient toutefois de la ligne ordinaire.

Te meliùs, medice, et saltem gratias meis de conatibus agere !

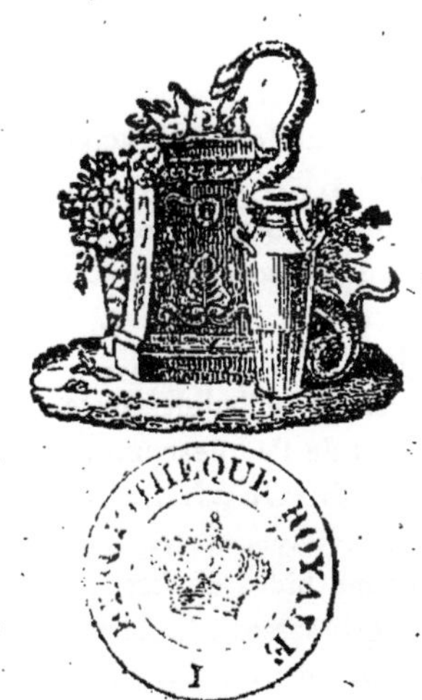

TABLE ANALYTIQUE

DES MATIÈRES.